Vaincre les rides
Perdre des kilos
Rester jeune

Dr Nicholas Perricone

Vaincre les rides
Perdre des kilos
Rester jeune

Ma promesse minceur

Traduit de l'anglais (États-Unis)
par Isabelle-Sophie Lecorné

Michel Lafon

Titre original :
The Perricone Weight-Loss Diet.
Publié par Ballantine Book, une division de Random House.

7-13, boulevard Paul-Émile-Victor – Île de la Jatte
92521 Neuilly-sur-Seine Cedex

Sommaire

Introduction

M*a promesse minceur* est le fruit de plusieurs décennies de recherche sur le rôle joué par l'inflammation dans le processus du vieillissement et de l'obésité. Le monde scientifique commence tout juste à identifier la responsabilité de l'inflammation dans de multiples maladies chroniques. Sur bien des plans, cet ouvrage est le plus excitant que j'aie écrit. C'est le premier à démontrer clairement comment ce phénomène microscopique déclenche un grand nombre de problèmes métaboliques, un vieillissement accéléré et une prise de poids involontaire.

Et ce n'est pas tout. Les études actuelles tendent à prouver qu'on peut également imputer à l'inflammation le surpoids et l'obésité chez les jeunes enfants et les adolescents. L'épidémie d'obésité qui ravage les pays occidentaux a conduit les garants de la santé publique à revoir les règles nutritionnelles qu'on nous enseignait à l'école. On recommande désormais une augmentation significative de la consommation quotidienne de fruits et de légumes. Un principe que j'adopte de bon cœur car ces aliments (ainsi que le saumon sauvage) sont d'excellentes sources d'antioxydants, l'anti-inflammatoire naturel.

Mes recherches ont démontré que le régime anti-inflammatoire est l'intervention thérapeutique la plus efficace contre les kilos superflus (quel que soit l'âge du patient). J'ai observé des pertes de poids conséquentes chez des milliers d'individus qui se contentent, pour tout régime, de proscrire les aliments inflammatoires et d'opter pour des aliments aux propriétés anti-inflammatoires. *Ma promesse minceur* vous les fera découvrir, et vous permettra d'opérer des choix judicieux lorsque vous ferez des courses au supermarché, ou dînerez au restaurant. En observant une ligne de conduite simple et raisonnable, vous maigrirez sans jamais reprendre vos rondeurs.

Les aliments dotés de propriétés anti-inflammatoires ont un effet double. Tout en entraînant un amincissement significatif, ils combattent le relâchement cutané, l'apparition des rides et de multiples pathologies. Ils sont, en outre, sains pour tous, enfants comme adultes. Les aliments et les boissons pro inflammatoires, en revanche, accélèrent le processus de vieillissement, augmentent la perte des capacités cognitives, et sont également à l'origine du surpoids. Pour couronner le tout, ils interfèrent avec le métabolisme naturel de l'organisme, ce qui rend de plus en plus difficile la lutte contre les kilos superflus.

Les résultats de mon programme sont uniques. Mes patients ne se contentent pas de perdre une quantité importante de graisse corporelle en une courte période de temps ; la luminosité de leur teint et leur sérénité retrouvée leur rendent l'apparence de la jeunesse. La majorité des régimes minceur provoquent souvent l'inverse : une mine défaite, des traits tirés, un visage et un corps gris et flasque. Autre avantage : les kilos perdus grâce à mon plan anti-inflammatoire proviennent des cellules adipeuses et non de la masse musculaire. Il est d'une importance vitale de conserver ses muscles, qui brûlent plus de calories que d'autres tissus, même sans fournir d'effort. *Ma promesse minceur* ne se borne pas à les protéger : elle augmente la masse musculaire.

Éclaircissement du teint, réduction de la taille des pores, disparition des poches sous les yeux, contour redessiné des pommettes et de la mâchoire, mine resplendissante, silhouette attirante, souple et tonique, et, bien sûr, perte de poids impressionnante : *Ma promesse minceur* procure rapidement des résultats visibles.

Je fais à chacun de vous la promesse que ce programme répondra à vos attentes, à court comme à long terme. Il ne s'agit pas d'un régime, mais d'un style de vie. Il propose des aliments naturels et sains, des compléments alimentaires qui aident à métaboliser les graisses, brûler les calories et conserver la masse musculaire, et recommande des exercices physiques basiques conçus pour accélérer la perte lipidique. Étape par étape, vous retrouverez un corps mince, plus agile et plus tonique, une plus grande agilité cérébrale, un teint lumineux, et un bien-être oublié.

Le secret du succès est simple : il s'agit de suivre un style de vie anti-inflammatoire. Sa pierre angulaire est le régime anti-inflammatoire. Il régule soigneusement les taux de sucre et d'insuline dans le sang et diminue donc les risques d'hypertension, de diabète de type 2, d'obésité, de maladies cardiovasculaires et de syndrome métabolique.

Dr Nicholas Perricone

PREMIÈRE PARTIE

Le cycle Inflammation – Graisse

Chapitre 1

S'y mettre

« Le meilleur moyen de prédire l'avenir est de l'inventer. »

ALAN KAY, GÉNIE INFORMATIQUE – VISIONNAIRE

En écrivant cet ouvrage, j'ai découvert que le plus beau cadeau que je puisse offrir à mes lecteurs est de les initier à une cuisine saine et savoureuse. Étant donné que mon propos est la minceur, l'attention que je porte à la gastronomie peut surprendre, puisque les régimes traditionnels reposent tous sur une réduction de l'alimentation. Pas le mien.

Les statistiques concernant l'obésité et le surpoids sont inquiétantes. L'*International Obesity Task Force* (IOTF), un observatoire de l'Union européenne, a estimé, en 2003, qu'environ 200 des 350 millions d'adultes européens étaient trop gros ou obèses. Et l'équivalent américain de l'Insee a établi que près des deux tiers des Américains adultes ont des problèmes de poids.

Rien d'étonnant à cela. Au cours des dernières décennies, nous avons été bombardés par toutes sortes d'informations contradictoires sur ce que nous devrions, ou non, boire et manger. Dès que les médias s'emparent des résultats d'une étude scientifique, d'autres données surgissent, tout aussi convaincantes, bien que contradictoires. Livres et vidéos nous assaillent de points de vue opposés et dérangeants, émanant de toutes sortes d'experts et de pseudo experts. Dans ces circonstances, il est bien normal qu'on ne sache plus à quel saint se vouer pour concevoir un repas équilibré.

Le régime Perricone coupe court à toute confusion et propose un plan infaillible pour améliorer votre santé, combattre les signes du vieillissement et perdre du poids. Il vous suffit d'apprendre à reconnaître les aliments qui favorisent la minceur et ceux qui s'y opposent.

UN PEU D'HISTOIRE

Dans les années 60, pour protester contre l'alimentation industrialisée, les baby-boomers initièrent une révolution diététique fondée sur le retour à la nature. Les aliments prônés par cette génération se devaient d'être complets, naturels, frais, non raffinés, cultivés sans pesticides ni engrais chimiques. Quatre décennies plus tard, ce mouvement d'opposition, plus fort et plus puissant que jamais, est en passe de devenir le courant général.

Malheureusement, voilà bien la seule mode diététique positive que nous ayons observée. Car ne se sont succédé depuis qu'une multitude de programmes plus dangereux les uns que les autres. Les années 70 assistèrent à la naissance du régime Atkins, fondé sur une abondance de protéines et une réduction des sucres lents. Au premier coup d'œil, l'idée semblait bonne, si l'on faisait abstraction des nombreux points faibles de la méthode (certains ont été corrigés depuis), dont une abondance de graisses saturées. Les années 90 remirent cette tendance à la mode en la modifiant légèrement.

Mais la palme du pire revient sans conteste aux années 80, qui sonnèrent l'avènement d'une ère dépourvue de matière grasse. Les femmes se jetèrent sur les chips à faible teneur en graisse, les gâteaux de riz et autres biscuits, bretzels et crackers 0 %. Soudain, des millions d'Américains se retrouvèrent en proie à un état inflammatoire chronique. Pourquoi ? Parce que ce type d'aliments provoque une augmentation rapide du glucose sanguin et élève le taux d'insuline.

L'insuline est une hormone importante qui aide le corps à transformer le glucose en énergie ou à le stocker sous forme de graisse ou de glycogène. Mais si l'insuline est libérée trop vite, elle possède un effet pro inflammatoire (nous l'explorerons plus en détail dans le chapitre 2). Après une montée rapide, le taux de sucre chute précipitamment dans le sang. Cela induit une sensation de faim, laquelle pousse à manger et initie un cercle vicieux. Voilà pourquoi un régime fondé sur du pain, des biscuits apéritifs, des bonbons et autres gâteries bourrées d'amidon et de sucre font, au bout du compte, prendre des kilos. Paradoxalement, dans ce cas, ce n'est pas la valeur calorique des aliments qui est à l'origine de la prise de poids. Et pour cause : un gâteau de riz n'apporte que 40 calories environ. Ce même gâteau, en revanche, vite converti en sucre dans le sang, provoque une libération d'insuline et le stockage des lipides.

Les aliments à indice glycémique élevé : mais qu'est-ce donc ?

Selon le site www.diabete.fr, « l'index glycémique est un classement des aliments riches en glucides, fondé sur leur impact immédiat sur le taux de glycémie. Il compare les sucres présents dans les aliments. Ceux qui se dissolvent rapidement au cours de la digestion présentent les index glycémiques les plus élevés. Ceux qui se dissolvent lentement, libérant le glucose progressivement dans le sang, présentent des index glycémiques bas. »

De nombreux livres et sites Internet répertorient les valeurs glycémiques de toutes les catégories d'aliments et de boissons. Pour empêcher la prise de poids et/ou perdre ses kilos superflus, il faut remplacer les boissons et aliments sucrés et amidonnés par des fruits et des légumes riches en protéines et au taux glycémique bas, dont la consommation a peu de conséquences sur les taux sanguins de sucre et d'insuline.

L'objectif de *Ma promesse minceur* est d'apprendre à identifier et à éviter les aliments riches en sucre et en amidon, afin de maintenir la stabilité de la glycémie et des taux d'insuline. Apprendre à les identifier ? Oui, car de nombreux produits apparemment sans danger contiennent des sucres ajoutés, des acides gras trans dangereux (nous en parlerons plus longuement par la suite), voire du sirop de maïs riche en fructose : ces ingrédients feront capituler vos objectifs minceur et auront un impact négatif sur votre santé en général. En observant le régime minceur Perricone, vous contrôlerez mieux votre appétit, retarderez la sensation de faim, jugulerez les fringales et transformerez en énergie votre excédent de graisse.

FAISONS SIMPLE

Certains scientifiques et quelques chercheurs pensent que de nombreux problèmes de santé sont liés à l'abandon du régime chasseur-cueilleur, composé essentiellement de noix, de graines, de baies, d'herbes sauvages, de racines, de fruits, de poissons, de volailles et de gibier. Une théorie intéressante, qui me pousse à répéter qu'il vaut toujours mieux privilégier les aliments naturels et non raffinés. Si, pour rester en bonne santé et conserver un poids idéal, les nutriments que nous apportent tous les groupes alimentaires nous sont indispensables, notre organisme n'a, en revanche, nul besoin des nutriments de synthèse. Nos sources de protéines doivent être saines et fraîches (lorsque c'est possible) : poisson sauvage et coquillages, volailles élevées en plein air, sans hormones ni antibiotiques. Les glucides doivent provenir de fruits et de légumes frais, de préférence bio. Et nous avons besoin de « bonnes » matières grasses, comme celles que l'on trouve dans le saumon, les sardines et autres poissons des mers froides, l'huile d'olive vierge extra, les noix, les graines, les avocats et l'açai (une baie originaire du Brésil dont les bienfaits s'apparentent à ceux de l'huile d'olive). Ces bonnes matières grasses nous permettent d'absorber les nutriments des fruits et légumes, de préserver la souplesse cellulaire, la fraîcheur de la peau et son intégrité, la vivacité de nos petites cellules grises et une humeur au beau fixe. Paradoxalement ce sont justement les lipides alimentaires qui permettent la combustion des graisses.

En déréglant cet équilibre délicat, nous engendrons et aggravons des problèmes de santé, et parmi eux l'obésité, le vieillissement accéléré, le relâchement cutané et les rides. N'est-il pas stupéfiant de noter que l'augmentation de la consommation d'antidépresseurs est survenue au beau milieu des années 80, en pleine vogue du 0 % de matières grasses. Cela n'est pas une coïncidence : le cerveau est majoritairement composé de lipides et il suffit de le priver de nutriments importants pour provoquer une dépression. Le saumon, grâce à ses acides gras essentiels, constitue un excellent traitement contre la déprime. Selon certains, sa consommation régulière soignerait mieux la dépression que les médicaments puissants, et dispenserait le dépressif de leurs effets secondaires. La pratique régulière et modérée d'une activité physique est également souveraine contre la dépression, particulièrement lorsqu'on l'associe à un régime anti-inflammatoire riche en saumon.

Notre but est donc de tendre vers l'équilibre et de faire preuve de bon sens lorsque nous concevons nos repas.

La métamorphose d'Ava fut impressionnante (cf. encadré page suivante). Si vous vous conformez au régime minceur Perricone, vous obtiendrez, vous aussi, des résultats spectaculaires.

De quelle façon ? Les pages qui suivent exposent la base scientifique sur laquelle repose mon programme et la méthode qui vous permettra de l'adapter à votre cas.

L'histoire d'Ava

Lorsque je présente le résultat de mes recherches à l'occasion de conférences scientifiques organisées aux quatre coins du globe, l'un de mes plus grands plaisirs est d'y croiser des gens captivants, issus de tous les horizons. J'ai rencontré Ava pour la première fois à Monaco, dans le cadre d'un séminaire international sur le vieillissement. Ava, une journaliste qui couvrait l'événement pour un magazine américain prestigieux, vint me voir dès que je quittai l'estrade après mon intervention.

« Excusez-moi, docteur Perricone, lança-t-elle. Votre exposé m'a fascinée et j'aimerais vous interviewer. » J'étais enchanté de contribuer à son article et nous décidâmes de nous retrouver plus tard dans la journée, sur le point de vue panoramique qui surplombe la Méditerranée.

Installés sur la terrasse à flanc de falaise, nous profitions de la vue sur la mer.

« Docteur Perricone, dit timidement Ava, puis-je oser vous demander un avis professionnel ? » Je hochais la tête en signe d'assentiment et elle commença son histoire.

« Je sais que vos domaines d'expertise sont la dermatologie et le processus de vieillissement, néanmoins, au cours de la conférence, vous avez mentionné votre régime anti-inflammatoire et expliqué comment il prévient les symptômes liés à l'âge, dont les kilos superflus. Tout en vous écoutant, j'ai réalisé que mes habitudes alimentaires relèvent de l'hérésie. Pour perdre cinq kilos, j'ai commencé mon premier régime à vingt ans. Au fil des années, ma ligne a joué au yo-yo. Et aujourd'hui, à quarante ans, j'ai non seulement repris les cinq kilos en cause, mais j'en ai gagné cinq en prime. »

J'ai demandé à Ava de me décrire ses repas quotidiens.

« Pour le petit déjeuner, j'ai l'habitude de boire un verre de jus d'orange, une tasse de café noir, et de manger un toast grillé, tartiné de fromage 0 % de matière grasse. Mon déjeuner est généralement composé d'une pomme de terre au four, à la crème fraîche sans matière grasse. Au cours de l'après-midi, j'aime bien grignoter une galette de riz, parce qu'elle ne contient que 40 calories. Pour le dîner, je prépare une grande salade avec de la vinaigrette allégée et un blanc de poulet sans la peau. En vérité, je ne comprends pas pourquoi je ne perds pas un gramme, alors que je ne mange ni graisse ni sucre, conclut-elle avec un soupçon d'exaspération. »

Le problème d'Ava n'a rien d'extraordinaire. Nombreuses sont les patientes qui, au fil des ans, se sont retrouvées dans la même situation. Un régime de ce type ne fait pas perdre les kilos superflus, accélère le processus de vieillissement et, en plus, est très mauvais pour la peau. Le manque de protéines se lisait sur le visage d'Ava, elle semblait épuisée et faisait plus vieille que son âge. Je lui ai expliqué qu'elle commettait trois péchés capitaux :

– ne pas manger assez de protéines ;
– éviter les « bonnes » graisses comme les mauvaises ;
– s'empiffrer de féculents à index glycémique élevé, comme les toasts, les pommes de terre, les galettes de riz, au lieu de se nourrir de légumes et de fruits frais.

Je lui indiquai un régime simple, composé de trois repas et deux collations par jour. Je lui conseillai de prendre trois capsules de 1 000 mg d'huile de poisson de qualité, à chaque repas, soit un total de neuf par jour. Je lui recommandai également un complément alimentaire pour faciliter l'amincissement, à prendre trois fois par jour au cours des repas. Je lui promis de lui envoyer une liste des aliments recommandés. Libre à elle de composer ses menus quotidiens en associant les sources de protéines, les féculents à index glycémique bas, les fruits et les légumes frais, et les bonnes matières grasses. Deux principes : inclure un élément issu de chaque groupe alimentaire à chaque repas et à chaque collation et boire six à huit verres d'eau de 250 ml par jour.

Nous décidâmes de nous revoir à New York, quelques semaines plus tard. Malheureusement, nos emplois du temps étant surchargés, nous réussîmes seulement à fixer un rendez-vous huit semaines plus tard. En entrant dans le salon de thé, je remarquai une femme brune époustouflante assise à ma table d'angle préférée. Tandis que je m'éloignai pour trouver une place libre, j'entendis qu'on appelait mon nom : « Docteur Perricone, par ici ! » Imaginez ma surprise (et mon embarras) lorsque je me retournai et réalisai que j'étais passé devant Ava sans la reconnaître ! Sa métamorphose était inimaginable. Elle portait un élégant tailleur de laine noir, dont la veste ajustée mettait en valeur sa taille fine.

Ses cheveux et sa peau brillaient de jeunesse et de santé. Disparue la journaliste un peu ronde, à l'air épuisé et soucieux, que j'avais croisée à Monaco.

« Ava, bégayai-je, vous êtes splendide !

– Merci, docteur Perricone, répondit-elle. J'ignorais à quel point notre rencontre accidentelle me serait bénéfique. J'ai vite appris à aimer le saumon, les salades et tous les produits que vous conseillez. Et d'autant plus vite que ma peau s'est améliorée immédiatement. Et j'ai tellement plus d'énergie ! »

Ava avait perdu près de vingt kilos depuis notre entrevue à Monaco. Une activité physique soutenue, due aux exigences de son métier, avait beaucoup contribué à sa métamorphose. Mais, pour Ava, l'élément déclencheur fut d'ajouter le bon type de matière grasse à son alimentation, tout en supprimant les mauvais féculents qui conduisaient son organisme à stocker les lipides. Les acides gras Oméga-3 apportés par les gélules d'huile de poisson et une forte consommation de poissons des mers froides (surtout le saumon) l'avaient aidée à maigrir rapidement.

Assis à côté d'elle, admirant son étonnante transformation physique, je pensais à cette phrase de Confucius : « Quand un homme a faim, mieux vaut lui apprendre à pêcher que lui donner un poisson. » Maintenant qu'Ava avait appris à « pêcher » les bons aliments, ses problèmes de poids étaient à tout jamais derrière elle.

Chapitre 2

Le cycle Inflammation – Vieillissement – Maladie – Obésité

« Une fois élargi par une nouvelle idée, l'esprit ne retrouve jamais ses dimensions de départ. »

OLIVER WENDELL HOLMES

Le premier régime anti-inflammatoire que j'ai élaboré est une arme efficace dans la lutte contre le vieillissement et les maladies. Il est également le secret d'une peau éclatante et lisse. Je ne l'ai pas particulièrement conçu pour lutter contre les kilos. Néanmoins, dès que j'ai réalisé que les personnes affligées d'un surpoids fondaient en respectant mes conseils, j'en ai compris tout le potentiel. Un espoir se profilait enfin pour les hommes et les femmes mécontents de leurs corps, qu'ils aient seulement besoin de perdre cinq kilos, ou qu'ils soient obèses.

J'ai adapté mon régime anti-inflammatoire en me concentrant sur les aliments et les compléments alimentaires spécifiques dont il est prouvé qu'ils accélèrent la perte de poids tout en préservant la masse musculaire. En réalité, le régime anti-inflammatoire de ce livre est très proche de celui que j'observe au quotidien. Les aliments recommandés ne vous aideront pas seulement à perdre rapidement vos kilos : vous retrouverez aussi toute votre énergie et un nouveau sentiment de bien-être. La plupart des personnes au régime étant sujettes à une mauvaise humeur chronique, ceci est un atout précieux de mon programme.

Au fil de cet ouvrage, vous allez découvrir quelques faits étonnants. Un exemple ? La graisse corporelle est un véritable organe endocrine qui vit, respire et se multiplie. Ainsi, plus vous êtes gras, plus vous serez gras... J'entends aussi renverser vos idées préconçues sur la prise et la perte de poids grâce à un concept novateur : le lien de cause à effet qui existe entre l'inflammation et les cellules adipeuses. Je vous indiquerai quels aliments provoquent l'inflammation et vous enseignerai comment l'éviter, la réduire, et éliminer ainsi de façon définitive tout problème de poids. Votre consommation quotidienne de matières grasses et de féculents n'entre pas en ligne de compte.

QU'EST-CE QUE L'INFLAMMATION ?

Regardons de plus près ce que j'appelle inflammation. Elle agit sur un très large spectre : c'est la réponse du système immunitaire corporel face à l'infection ou à l'irritation. À l'une des extrémités de ce spectre, elle provoque des rougeurs et un gonflement visible à l'œil nu, comme à l'occasion d'une blessure au doigt ou d'un coup de soleil. À l'autre extrémité, l'inflammation est invisible, mais elle existe et elle est à l'origine d'une kyrielle de problèmes de santé. Le coup de soleil, rouge et douloureux, ne dure généralement qu'un temps. Les médecins désignent ce type d'inflammation sous le terme d'« inflammation aiguë ». L'inflammation invisible, en revanche, appelée « inflammation chronique », perdure pendant de longues périodes.

Vous vous posez peut-être la question suivante : « Si l'inflammation est invisible et si on ne peut pas la ressentir, comment savoir qu'elle est là ? » La réponse est simple : certaines de ces inflammations mineures sont détectables au microscope. Les autres, cantonnées au plan moléculaire, sont déterminées via des tests chimiques.

Selon les chercheurs, cette inflammation chronique, mineure et invisible est à l'origine du vieillissement et des maladies liées au vieillissement comme les maladies cardiovasculaires, le diabète, certaines formes de cancer, les maladies de Parkinson et d'Alzheimer, et certaines pathologies auto-immunes. Elles sont aussi responsables de l'apparition des rides et du flétrissement cutané.

De plus, je déclare aujourd'hui catégoriquement que l'inflammation chronique est responsable de l'excès de graisse corporelle, d'un appétit déraisonné, des fringales, des addictions alimentaires, du diabète et de l'incapacité à maigrir.

« Alors pourquoi ne pas se contenter de prendre un comprimé d'ibuprofène et attendre d'avoir minci ? », vous demandez-vous peut-être. Parce que malheureusement, ce n'est pas aussi simple que cela. Et spécialement lorsqu'on sait que l'inflammation ne se réduit pas à un phénomène ponctuel survenu en réaction d'une cause unique. Nos organismes sont soumis à un assaut continuel d'agressions physiques qui provoquent ce type d'inflammation. L'agression commence par un sachet de chips apparemment bénin, mais qui finit par créer dans le corps une véritable usine dont la seule mission est de générer plus de cellules lipidiques et de produire plus d'agents inflammatoires.

Une seule solution : apprendre à reconnaître et à contourner les facteurs qui créent l'inflammation, puis, par des moyens naturels, réduire l'inflammation existante afin de perdre la graisse en excès. En adoptant le régime et le style de vie anti-inflammatoire, vous ne perdrez pas seulement du poids, vous améliorerez radicalement votre qualité de vie et accroîtrez votre longévité.

Les conséquences de l'inflammation invisible et mineure (qu'on appelle aussi infraclinique) ont été au centre des études médicales de ces deux dernières décennies. Après avoir été ignorée, ou reléguée au rang d'effet annexe de la maladie pendant des années, l'inflammation cellulaire a désormais droit de cité. Même les médias commencent à en parler : le sujet a eu l'honneur de faire la couverture du magazine *Time.*

LES DANGERS DE L'INFLAMMATION

L'inflammation aiguë est une réponse défensive des tissus à l'irritation, la blessure ou l'infection, et se caractérise par la douleur, les rougeurs, les gonflements et, parfois, par la perte de certaines fonctions. Dans des circonstances ordinaires, c'est un phénomène positif qui aide le corps à réparer les effets du trauma ou de l'infection. Mais l'inflammation chronique, prolongée ou excessive, est toujours nocive.

Lorsqu'une inflammation infraclinique touche les cellules de nos organes, toute une série de maladies dégénératives liées à l'âge risquent d'apparaître, car les cellules attaquées ne fonctionnent plus correctement. Les cellules répondent à la façon dont nous les traitons. Si nous les préservons des blessures et des maladies, si nous leur donnons la nourriture appropriée, elles nous maintiennent en vie et fonctionnent à plein régime. À l'inverse, si nous les exposons trop au soleil, aux toxines de l'environnement, à des périodes de stress trop longues ou à des sucres et des amidons à index glycémique élevé, les cellules réagissent en produisant des agents chimiques inflammatoires, sortes de déviations d'un mécanisme de défense normal. Et si nous maltraitons régulièrement nos cellules, un accident peut survenir : mauvais fonctionnement d'un organe, syndrome métabolique, diabète, obésité...

L'inflammation cachée est le chaînon manquant, jusqu'alors méconnu, de l'épidémie d'obésité dont nous souffrons. L'objectif de *Ma promesse minceur* est de vous montrer comment la réduire et anticiper sur les réponses inflammatoires futures, pour éliminer les kilos en trop et les menaces sérieuses qui reposent sur la santé en général.

LE CHEMIN DE LA DÉCOUVERTE

En tant que dermatologue, j'ai été idéalement placé pour constater les effets négatifs de l'inflammation infraclinique sur mes patients. À l'inverse du cœur ou du foie, la peau est un organe apparent. Elle est également un excellent baromètre de la santé générale et reflète clairement ce qui se passe à l'intérieur du corps. Nombre de personnes considèrent la peau comme une simple enveloppe cosmétique. C'est bien dommage, car la peau est un organe essentiel et extrêmement complexe. Elle possède de nombreuses fonctions, dont celle de « barrière », qui nous isole de l'environnement extérieur. Elle constitue la première ligne de défense de notre organisme contre les microbes et les toxines. La peau nous protège du soleil et du froid, et participe à la régulation de la température corporelle. Elle fait partie du système immunitaire et est intimement liée au système nerveux central.

LA CONNEXION CERVEAU – BEAUTÉ

Qu'est-ce que « la connexion cerveau – beauté » ? Nos organes entretiennent une communication cellulaire constante les uns avec les autres. En d'autres termes, la peau dialogue avec le cerveau, le cerveau dialogue avec le système digestif, etc. Qui aurait pu s'en douter ? Jusqu'à il y a peu, les scientifiques ignoraient complètement que le corps est un réseau géant de communications ! Comme ce concept est extrêmement important, prenons une minute pour l'étudier.

Pendant mes études de médecine, l'embryologie était un cours obligatoire. En termes plus simples, c'est l'étude de l'évolution du fœtus, de la conception à la naissance. En cours d'embryologie, j'ai appris que les organes majeurs du corps, ainsi que les muscles, les os et d'autres types de tissus sont tous dérivés de trois couches de tissus de base contenus dans l'embryon. Il se trouve que la peau et le cerveau proviennent de mêmes couches de tissu embryonnaire. Une découverte qui m'a poussé à rechercher les similarités de la peau et du cerveau dans leur structure et leurs fonctions. Lorsque j'ai abordé l'histologie, la branche de l'anatomie qui traite de la structure des tissus des êtres vivants, j'ai pu observer au microscope que la peau possède de nombreuses similarités structurelles avec le cerveau. En étudiant la pharmacologie, j'ai constaté que lorsqu'on administre à un patient des médicaments pour traiter les troubles du système nerveux central, l'apparence de sa peau s'améliore au rythme des progrès cérébraux.

C'est à l'université que j'ai commencé à émettre l'hypothèse d'un lien entre inflammation et pathologie. En étudiant plusieurs processus au microscope, j'ai découvert des traces d'inflammation dans les artères des patients souffrant de maladies cardio-vasculaires et dans le pancréas des diabétiques.

Alors que je me spécialisais en dermatologie, j'ai remarqué la présence d'une inflammation microscopique présente dans la plupart des cancers de la peau. J'ai également constaté des traces d'inflammation sur les peaux matures. J'ai ensuite observé que les peaux exposées au soleil présentaient une inflammation importante. Un schéma cohérent commençait à se dessiner au fil de l'avancée de mes recherches. J'étais déjà convaincu que les micro-inflammations causaient des dommages sérieux, voire irréversibles à nos cellules. Et le plus alarmant est que nous ne pouvons ni les ressentir, ni les voir à l'œil nu. Pourtant, elles progressent, jour après jour, dans les organes, le cœur, le cerveau et la peau. Leurs dégâts sont cumulatifs et finissent par engendrer une série de pathologies et d'états dégénératifs chroniques.

Absolument persuadé que l'inflammation est à l'origine du vieillissement, je décidai de la combattre. Mais il fallait d'abord trouver ce qui la provoquait. Sur la peau, il est flagrant que le soleil déclenche une cascade de réactions inflammatoires. La lumière du soleil amorce une suite d'événements, un événement provoquant le suivant, jusqu'à ce que l'intégrité et l'existence même de la cellule soient menacées. L'exposition au soleil est, bien sûr, l'une des causes de l'inflammation cutanée. Dans ma formation de dermatologue, j'ai étudié de près la cascade inflammatoire provoquée par l'exposition solaire. Je pressentais que ce processus ressemblerait, trait pour trait, à celui des inflammations chroniques des autres organes. Et c'est le cas. Voici une description, étape par étape, de son fonctionnement.

1. Lorsque nous marchons sous le soleil de midi un jour d'été, l'action du rayonnement solaire sur les cellules cutanées aboutit à la formation de molécules réactives appelées « radicaux libres ». Les radicaux libres endommagent les cellules car ils sont hautement réactifs.

2. Mais ils n'existent que pendant une nanoseconde, ce qui me pousse à croire qu'ils n'endommagent que très peu les cellules.

3. Par conséquent, les radicaux libres jouent le rôle de catalyseurs et déclenchent une cascade inflammatoire : c'est-à-dire une chaîne d'événements biochimiques qui conduisent à la production d'agents chimiques toxiques, inflammatoires, qui attaquent les cellules dans tous les organes. Lorsqu'elles attaquent le système cardio-vasculaire, par exemple, des plaques peuvent se former et entraîner un durcissement de la paroi artérielle, favorisant les crises cardiaques.

Heureusement, nous disposons d'une protection contre les radicaux libres : les enzymes et les antioxydants. Nous connaissons tous la vitamine C, la vitamine E, l'acide alpha-lipoïque, le coenzyme Q10 et les béta-carotènes. Certains d'entre eux sont synthétisés par nos cellules, d'autres proviennent de sources exogènes, comme les aliments.

Mais, lorsque nous nous promenons sous le soleil de midi, les antioxydants protecteurs présents naturellement au niveau cutané, comme la vitamine C, le coenzyme Q10 et la vitamine E, sont rapidement débordés par la formation de radicaux libres en trop grand nombre. En quelques minutes, des lésions apparaissent sur la couche extérieure de la peau, qu'on nomme « membrane plasmatique cellulaire ».

LE MÉCANISME DU CERCLE VICIEUX

Dès que la membrane plasmatique de la cellule est touchée, le cercle vicieux de l'inflammation se met en place. Voici comment il fonctionne : la membrane plasmatique est constituée d'une double couche de lipides, la « bicouche lipidique », une enveloppe fragile et rapidement oxydée par les radicaux libres. La membrane casse, ce qui provoque l'apparition d'une substance connue sous le nom d'acide arachidonique. L'acide arachidonique est oxydé sous l'action des systèmes enzymatiques et produit des substances chimiques très réactives, ayant une activité pro inflammatoire, comme les prostaglandines. L'acide arachidonique peut aussi s'infiltrer à l'intérieur de la cellule et pénétrer dans la mitochondrie, sa petite centrale énergétique. Il perturbe alors la réparation cellulaire. Les lipides contenus dans la membrane plasmatique de la cellule peuvent aussi être oxydés et imiter des messagers chimiques, comme le PAF (*platelet activating factor* = facteur d'activation plaquettaire), qui déclenche à son tour une série de phénomènes inflammatoires au niveau cellulaire. Cette suite d'événements, dit « stress oxydatif », conduit à une production accrue de radicaux libres à l'intérieur de la cellule et à l'activation de petits messagers qu'on appelle « facteurs de transcription », tels le facteur de transcription AP-1 et le facteur nucléaire kappa B (dit « NF-kappa B »). Nous nous pencherons plus en détail sur ces facteurs de transcription au fil de ce livre.

Lorsque le NF-kappa B détecte un stress oxydatif, il pénètre dans le noyau cellulaire où il s'unit à l'ADN (qui détermine les instructions de commande de la cellule). Cela conduit à la synthèse d'agents chimiques inflammatoires comme les interleukines 1 et 6, et le facteur de tumeur nécrosée, des cytokines (des glycoprotéines médiatrices des interactions intercellulaires), qui créent encore plus de dégâts et d'inflammation. Lorsque le NF-kappa B est activé dans les cellules cutanées en même temps que l'AP-1, un autre facteur de transcription, les rides surgissent. Lorsque le NF-kappa B est activé dans le cerveau, la maladie d'Alzheimer peut apparaître. Activé dans d'autres organes, il peut conduire au cancer. Lorsque le NF-kappa B est activé dans le pancréas, les cellules B du pancréas peuvent être détruites, et la disparition de la seule source d'insuline engendre le diabète. Le NF-kappa B bloque la capacité d'utiliser efficacement l'insuline. Résultat ? Stockage des lipides corporels, prise de poids et grande difficulté à le perdre.

Vous l'avez compris, une fois activé, le NF-kappa B mène au chaos. Et toute la progression inflammatoire, du début à la fin, est, sans aucun doute possible, un facteur aggravant de l'obésité. Un phénomène qui va être expliqué dans le prochain chapitre.

Chapitre 3

Briser le cycle Inflammation – Graisse

« On résiste à l'invasion d'une armée, on ne résiste pas à l'invasion des idées. »

VICTOR HUGO

Maintenant que nous comprenons les dangers de la micro-inflammation, regardons comment elle contribue à l'obésité, ou à la prise de poids. Mon travail sur l'obésité et l'amincissement débuta alors que je cherchais une méthode pour faire régresser la micro-inflammation chez les patients qui souhaitaient ralentir le processus de vieillissement et réduire leurs risques de contracter des maladies liées à l'âge. Mes premières recherches indiquèrent que l'alimentation possède une influence considérable sur l'inflammation. Elle augmente, ou baisse, selon les aliments et les boissons que nous absorbons. Un point de départ qui me conduisit à développer « le régime anti-inflammatoire », ou les fondements d'une approche interne pour rester jeune et mener une existence plus saine et plus longue. Comment y parvenir? En réduisant la micro-inflammation qui attaque les cellules au quotidien.

Petit à petit, tandis que je continuais de proposer à des milliers de patients mon régime anti-inflammatoire, j'ai découvert que ceux qui étaient en surpoids maigrissaient rapidement. Et autre chose encore : aucun de ceux qui avaient maigri n'avait les traits tirés, ni les signes de fatigue que la plupart des personnes montrent lors d'un régime. Bien au contraire, mes patients sous régime anti-inflammatoire affichaient une mine éclatante et retrouvaient toute leur énergie. Certes, mes recherches se concentraient sur les moyens de freiner les signes du vieillissement, mais je ne pus m'empêcher de m'émerveiller devant une perte de poids si rapide et quelque peu inattendue. Tandis que je prenais des notes et compilais les faits cas par cas, j'ai également observé que les patients qui adoptaient aveuglément les choix alimentaires anti-inflammatoires ne perdaient pas seulement du poids : ils conservaient aussi leur masse musculaire.

Qu'y avait-il, dans ce programme alimentaire fondé sur la consommation d'une large variété d'aliments sains, non industrialisés et naturels, qui pût être à l'origine de l'amincissement de mes patients ? Le régime anti-inflammatoire n'est pas un régime où la réduction des calories ingérées est fondamentale. Son secret repose sur la seule corne d'abondance que constituent les principaux groupes d'aliments : les poissons gras, comme le saumon sauvage, les salades composées de légumes verts, aux feuilles longues et sombres, assaisonnées à l'huile d'olive vierge extra, beaucoup de fruits et de légumes frais, des flocons d'avoines traditionnels, des noix, des graines et des probiotiques comme le yaourt et le kéfir (lait fermenté).

Mon régime apporte des lipides et ne se limite pas à préconiser des produits à faible taux de matières grasses. Je préconise la libre utilisation des « bonnes » matières grasses. Acides gras Oméga-3 que l'on trouve dans le saumon, et acide oléique, contenu dans l'huile d'olive vierge extra, qui nous aide à absorber les Oméga-3, les vitamines et les nutriments tout en préservant la souplesse de nos cellules. Lorsqu'on sait que j'ai commencé à prescrire ce régime au début des années 80, soit pile au milieu de la vague zéro graisses qui déferlait alors sur l'Amérique, on imagine l'accueil réservé à de telles idées ! Mais je ne doutais pas de ce que j'avais vu en étudiant l'inflammation au microscope. Et je savais qu'il me fallait trouver un geste thérapeutique qui réduise l'inflammation cellulaire au plus vite. C'est précisément le rôle que jouait le régime anti-inflammatoire. Il suffisait de regarder les patients qui suivaient le programme, la luminosité de leur teint, leur énergie décuplée, leur rapidité de réaction, leur nouvelle clarté mentale, leur bonne humeur et leur ligne retrouvée pour constater son efficacité. L'inflammation pouvait-elle aussi être à l'origine même de l'obésité et de la prise de poids ?

Voici comment débutèrent mes recherches sur ce problème. J'ai suivi avec attention l'évolution de l'état de nombreux patients en surpoids, que celui-ci soit de cinq ou de cent kilos. J'ai également analysé tout ce qui avait été écrit sur la question, traqué la moindre information sur le rapport entre l'inflammation et l'obésité, aussi insignifiante soit-elle. Je m'interrogeais aussi sur le fait que mon régime anti-inflammatoire fasse perdre aussi vite des kilos superflus sans attaquer la masse musculaire, alors que tel est l'effet secondaire constaté dans tous les régimes minceur.

C'était d'une importance capitale. Les médecins sont depuis longtemps troublés par le phénomène suivant : lorsqu'un patient perd un nombre conséquent de kilos, 50 % du poids en moins est composé de masse musculaire. Voilà l'origine de la mauvaise mine de ceux qui viennent de maigrir. La perte de masse musculaire fait également décroître le capital santé. Nous avons besoin de muscles pour mener à bien nos activités quotidiennes. Le muscle a un impact sur la puissance, l'équilibre, la capacité à brûler des calories et la résistance à certaines maladies.

Or, mes patients soumis au régime anti-inflammatoire ne montraient aucun signe de fonte musculaire. Pourquoi ? Je savais que lorsqu'une personne vieillit, la composition de son corps change. Selon le Dr Navinchandra Dadhaniya, un spécialiste en gériatrie de l'hôpital d'Illini, la composition corporelle d'un individu jeune et sain est de 30 % de muscle, 20 % de graisse, et 10 % d'os. Une personne de 75 ans ou plus peut ne posséder que 15 % de muscles, 40 % de graisses et 8 % d'os. On observe parfois une perte musculaire assez importante chez certaines personnes âgées, malgré un style de vie actif et une santé physique apparente. J'étais déterminé à trouver la solution de l'énigme. Je décidais de concentrer mon étude sur une population d'individus âgés, en bonne santé et dont la masse musculaire réduisait malgré une vie parfaitement normale et active.

LE CYCLE INFLAMMATION – MASSE MUSCULAIRE

La perte de la masse musculaire chez les personnes âgées s'appelle « la sarcopénie ». Je me demandai si elle pouvait devenir mon modèle de référence pour mesurer et comparer les pertes de masse musculaire constatées chez les individus qui suivaient un régime. Je fus fasciné de réaliser que les patients qui souffraient de sarcopénie affichaient des marqueurs d'inflammation plus élevés que les autres, alors que les autres paramètres n'indiquaient que des différences insignifiantes. Pour les deux groupes, les concentrations d'hormones de croissance et d'hormones sexuelles, par exemple, étaient assez similaires. En d'autres termes, les personnes qui perdaient le plus de masse musculaire se trouvaient dans un état inflammatoire. Ces marqueurs inflammatoires, comme la protéine C réactive et des cytokines comme l'interleukine 6, étaient élevés chez ceux qui souffraient de la plus grande diminution de masse musculaire ou de sarcopénie sévère.

Une fois encore, elle était là : l'inflammation invisible, mineure, qui jouait un rôle certain dans la disparition musculaire liée à l'âge. Et je savais, de première main, qu'en suivant mon régime anti-inflammatoire, mes patients perdaient des quantités conséquentes de poids, mais pas la proportion correspondante en muscle. Se pouvait-il que l'inflammation soit responsable de la perte de muscle au cours de la diète ? Le lien entre ces deux éléments était une supposition intéressante, mais, avant de l'établir, je devais compléter mes recherches sur l'inflammation et l'obésité. Les scientifiques n'ont découvert que récemment une propriété alarmante des cellules lipidiques, ou adipocytes. Loin d'être inertes, ce sont de petits diables particulièrement actifs.

LA VÉRITÉ SUR LA GRAISSE CORPORELLE

Au cours de la dernière décennie, les scientifiques se sont mis à considérer d'un autre œil le tissu adipeux blanc, plus connu sous le nom de « graisse corporelle ». L'époque où on le prenait pour un dépôt inerte d'adipocytes dû à la suralimentation est révolue. On réalise aujourd'hui que certaines zones de ces réserves lipidiques forment, en réalité, un organe endocrine actif. La cellule lipidique produit des hormones, tout comme le pancréas, la thyroïde, la parathyroïde, les glandes surrénales, l'épiphyse, l'hypophyse, les testicules et les ovaires : les organes qui composent le système endocrine. Nous commençons tout juste à réaliser que la graisse corporelle est un groupe de cellules qui communique avec les autres organes comme le cerveau, le foie, la moelle osseuse, le cortex surrénal, le système nerveux sympathique et le système immunitaire complet. Et le message qu'elle transmet n'est pas de bon augure. C'est la graisse corporelle elle-même qui contrôle la quantité de lipides stockés par l'organisme. Elle affecte aussi l'appétit, la dépense d'énergie et le système immunitaire. Elle accomplit tout cela en sécrétant des adipokines. Les adipokines sont des protéines qui envoient des messages à travers le corps (encore un exemple du réseau de communication). Comme certains types de cytokines, les médiateurs chimiques qui ont une activité pro inflammatoire, les adipokines peuvent contribuer à une inflammation systémique, chronique et mineure.

En résumé, plus nous avons stocké de graisse, plus son influence est négative sur l'ensemble de l'organisme en raison de son influence inflammatoire extrêmement destructrice.

À cet égard, on pourrait presque comparer le stockage de l'excès lipidique à une tumeur. En effet, une réserve importante de graisse corporelle donne un surcroît de travail à l'organisme : les adipocytes doivent sécréter des substances identiques aux hormones, pour augmenter la croissance des vaisseaux sanguins nécessaires pour la nourrir. Comme pour une tumeur, la croissance des vaisseaux sanguins ne peut pas suivre celle de la masse des cellules adipeuses, qui commencent alors à manquer d'oxygène. Privées d'oxygène, ces cellules libèrent des agents chimiques inflammatoires afin d'initier la croissance d'un plus grand nombre de vaisseaux sanguins. On assiste au même processus au cours de la croissance des tumeurs.

J'ai bien conscience que la comparaison avec le cancer peut sembler radicale et quelque peu alarmante. Néanmoins, comprenez que je veux seulement illustrer le fait qu'on ne peut pas réduire l'excès de graisse corporelle à une circonstance cosmétique bénigne. Lorsqu'on est affligé d'un surpoids, tout le corps est menacé. L'accumulation d'adipocytes actifs engendre une série de problèmes dans chaque système d'organe, de la croissance osseuse à la reproduction sexuelle. Cette accumulation de graisse, désormais un organe endocrine actif, possède la particularité d'être le seul organe endocrine à envoyer des signaux pro inflammatoires et destructeurs à tous les autres organes.

POURQUOI PERDONS-NOUS DU MUSCLE ?

Lorsqu'on est obèse, il y a un échange constant de graisse pour le muscle. Un phénomène fortement accéléré au cours d'un régime, du fait de la réduction du nombre de calories ingérées. On observe de façon chronique chez la plupart des personnes trop rondes, et particulièrement chez les obèses, un taux d'insuline élevé qui commence à chuter dès le début du régime. C'est une arme à double tranchant. D'un côté, un taux d'insuline bas réduit l'inflammation et permet de transformer la graisse corporelle en combustible énergétique, de l'autre, l'insuline est nécessaire pour conduire les protéines dans les cellules et préserver la masse musculaire. Du fait de ses taux chroniquement élevés, les cellules d'une personne obèse sont devenues insensibles à l'insuline. Son organisme est tellement habitué à gérer des taux anormalement élevés qu'il ne reconnaît plus les taux bas et devient incapable de déclencher la consommation d'acides aminés nécessaires pour préserver la masse musculaire (on a besoin de l'insuline pour apporter les acides aminés et le sucre dans les muscles).

Voilà pourquoi il est important d'aborder le régime avec une approche anti-inflammatoire marquée. Souvenez-vous, ce sont les agents chimiques inflammatoires, comme le NF-kappa B, qui bloquent l'action de l'insuline, que ce soit pour métaboliser la glycémie ou pour nourrir les muscles en acides aminés. L'excès d'exercice peut, en outre, nous mettre dans un état catabolique (dans lequel les molécules complexes sont divisées en molécules plus simples), simplement à cause des exigences plus élevées en nutriments, requises par des muscles actifs.

Le surpoids augmente aussi le risque du diabète de type 2. Les scientifiques ont cherché le facteur commun entre l'inflammation mineure, la prise de poids et le diabète de type 2. Ils savent que les patients affligés de surpoids présentent des marqueurs inflammatoires plus élevés, comme la protéine C réactive et certaines interleukines. Ils ont commencé à s'intéresser au rôle des facteurs de transcription dans l'obésité et ont trouvé que le facteur de transcription NF-kappa B est activé chez les individus obèses, ainsi que nous l'avons exposé dans le chapitre précédent.

Or, un NF-kappa B élevé est directement responsable d'une maladie connue sous le nom de « résistance insulinique » ou insulino-résistance. Lorsqu'on est insulino-résistant, le mécanisme de l'insuline fonctionne mal, il ne permet pas à l'organisme de l'utiliser correctement. Résultat : la glycémie et les taux d'insuline s'élèvent, tout comme le risque de développer un diabète de type 2.

L'inflammation, la graisse corporelle et les maladies cardio-vasculaires

Les scientifiques et les médecins reconnaissent aujourd'hui une corrélation entre les maladies cardiaques et les agents chimiques inflammatoires. En réalité, des cardiologues inventifs commencent à mesurer le taux de protéine C réactive, un marqueur de l'inflammation, pour déterminer le risque de pathologie cardiaque chez un patient. Celui-ci s'avère bien plus significatif que l'analyse du cholestérol. En fait, plusieurs cardiologues pensent qu'un taux de protéine C réactive élevé est un indicateur quatre fois plus précis que le cholestérol.

La protéine C réactive est un type de protéine particulier, produit en grandes quantités par le foie en cas d'inflammation aiguë. De forts taux de protéine C réactive en circulation indiquent également une inflammation de l'estomac. Les chercheurs de l'université de Californie UC Davis ont récemment découvert que les cellules endothéliales (de la paroi interne des vaisseaux sanguins) produisent également des protéines C réactives. Une découverte qui contribue à expliquer comment est initiée la formation de la plaque artérielle. Or les cellules endothéliales sont censées protéger les artères des effets de cette protéine. Les chercheurs ont également établi que la protéine C réactive peut pousser les cellules endothéliales à produire un inhibiteur de l'activateur du plasminogène, une substance responsable de la formation de caillots sanguins dans les artères. La protéine C réactive conduit aussi à l'activation de globules blancs dans les parois des artères et facilite la formation de la plaque.

Toutes ces découvertes expliquent pourquoi les individus dotés d'un excédent de graisse corporelle ont plus de risques de souffrir d'une maladie cardio-vasculaire. Les scientifiques ont déterminé que le surpoids provoque une inflammation mineure chronique. L'inflammation chronique induit un taux de protéine C réactive modérément élevé, propice au développement des maladies cardio-vasculaires.

Gare à la brioche et aux poignées d'amour !

Comment savoir si l'on est insulino-résistant ou si l'on risque de le devenir ? Les chercheurs assurent que le tour de taille est un excellent indicateur du risque de résistance insulinique d'un individu, le premier pas dans le développement du diabète et des maladies cardio-vasculaires. On savait depuis longtemps que le tour de taille donnait des indications pathologiques, mais sa capacité d'évaluer les risques de l'insulino-résistance est une découverte plus récente des scientifiques suédois.
« Un tour de taille de moins de 100 cm réduit le risque des individus des deux sexes d'être insulino-résistant ou de le devenir », a déclaré Hans Wahrenberg, de l'hôpital universitaire de Karolinska, à Stockholm, dans une étude diffusée sur Internet par le *British Medical Journal*.
Donc, si vous commencez à prendre de la brioche, ou si vous constatez l'apparition d'un petit bidon, sachez que la chose est d'importance. Plus qu'une simple disgrâce esthétique ou l'inconvénient de devoir reculer sa ceinture de quelques crans, c'est le signe que le risque de diabète et d'une attaque cardiaque augmente. Mais, pas de panique ! *Ma promesse minceur* maîtrise la méthode qui vous permettra de déloger vos rondeurs.

Que se passe-t-il (en dehors de l'augmentation du risque d'apparition de pathologies) lorsque les individus en surpoids possèdent un taux élevé de NF-kappa B ?

Cela interfère avec la capacité de l'organisme à utiliser l'insuline, augmente la glycémie, ce qui augmente encore l'inflammation et nous pousse à stocker les lipides.

Un taux élevé d'insuline en circulation dans le système sanguin favorise les kilos en trop car elle inhibe la production d'une enzyme qui brise les lipides corporels pour les transformer en combustible énergétique. Nous n'arrivons plus à avoir accès à cette graisse et la faim nous tenaille en permanence.

Récapitulons : lorsqu'on mange des sucres et des aliments qui sont rapidement convertis en glucides, ceux-ci provoquent une élévation rapide de glucose dans le sang, ce qui entraîne une libération importante d'insuline dans la circulation sanguine. Les kilos s'installent grâce à deux facteurs :

1. l'organisme se débarrasse du glucose (qui est toxique) en le brûlant. Les glucides que le corps ne peut pas brûler sont stockés sous forme de glycogène ;
2. quand les réserves de glycogène sont saturées, le glucose en excès est stocké sous forme de lipides. Si l'on continue de manger des glucides, l'organisme les brûlera, vous empêchant ainsi de brûler la graisse.

Nous savons maintenant que :

– le facteur de transcription NF-kappa B est un marqueur déterminant et une cause possible de la résistance insulinique,

– la protéine C réactive est élevée chez les individus insulino-résistants.

Nous pouvons alors commencer à reconstituer le puzzle :

– l'inflammation est élevée chez les personnes trop rondes ;

– elle est responsable de notre incapacité à utiliser l'insuline et le glucose sanguin comme combustibles ;

– l'incapacité à utiliser l'insuline et le glucose sanguin conduit au stockage des graisses ;

– les réserves d'adipocytes se transforment en une véritable usine et produisent des agents chimiques inflammatoires ;

– ces agents chimiques provoquent une inflammation ;

– une inflammation accrue inhibe l'action de l'insuline et entraîne l'accumulation supplémentaire de graisses.

COMMENT BRISER CE CERCLE VICIEUX ?

Alors que les éléments de l'énigme s'ordonnaient peu à peu, je commençai à comprendre pourquoi les patients perdaient du poids en suivant mon régime anti-inflammatoire. Les aliments et les compléments alimentaires que je leur indiquai pour réduire les rides et ralentir le processus de vieillissement inhibaient également l'inflammation. Ainsi que je l'ai mentionné, je préconisai de consommer de grandes quantités de poissons des mers froides comme le saumon sauvage, les sardines, les anchois, les maquereaux, les harengs, l'alose et la truite, à raison d'un plat de poisson par jour. Je recommandai tout aussi vivement le recours aux compléments nutritionnels comme l'huile de poisson Oméga-3, l'acide alpha-lipoïque, la carnitine, l'acide linoléique conjugué CLA, la glutamine, le coenzyme Q10, l'astaxanthine et le diméthylaminoéthanol (DMAE). Vous en saurez plus à ce propos en lisant le chapitre 6.

Pourquoi ces aliments et ces compléments sont-ils si efficaces ? Parce qu'ils possèdent de fortes propriétés anti-inflammatoires. Les fruits et les légumes colorés renferment des antioxydants, les anti-inflammatoires naturels. Le saumon sauvage contient, lui aussi, un antioxydant anti-inflammatoire puissant, connu sous le nom d'« astaxanthine ». Il est responsable de la couleur rose foncé-rouge et son action est plus de cent fois supérieure à celle des vitamines C et E combinées.

J'avais déjà réalisé que les hautes doses d'acides gras essentiels que je prescrivais constituaient la meilleure arme contre l'inflammation. Les lipides, et particulièrement les Oméga-3 contenus dans les poissons gras et l'huile de poisson, agissent en tant qu'anti-inflammatoires naturels.

Beaucoup d'Américains sont trop gros, or leurs menus sont pratiquement exempts d'Oméga-3. Deux données qui me conduisirent à me poser les questions suivantes :

Serait-il possible qu'une consommation insuffisante d'acides gras essentiels exacerbe l'inflammation et pousse à prendre des kilos ? Et, dans ce cas, serait-il possible qu'une forte consommation d'acides gras essentiels réduise l'inflammation que l'on trouve chez les obèses et accélère leur amaigrissement ? Il apparaissait alors que la forte augmentation du nombre de personnes en surpoids soit due à la vogue « 0 % de matières grasses et produits 100 % allégés » lancée dans les années 80, et qui bat toujours son plein. Les femmes ont été les premières victimes des ravages causés par la notion stupide que les matières grasses sont mauvaises pour la santé et doivent être évitées à tout prix. Sur un plan individuel, supprimer les matières grasses ne fait pas mincir et accélère l'apparition et le développement des rides. À l'échelle de la population, cette dangereuse marotte a contribué à amorcer une épidémie d'obésité et de dépression.

Il y a deux raisons pour cela :

– premièrement, un régime sans matière grasse prive les cellules du cerveau des acides gras essentiels dont elles ont besoin pour un fonctionnement normal. Par « normal », j'entends la production des médiateurs chimiques appelés « neurotransmetteurs » qui permettent aux cellules du cerveau de communiquer entre elles. Un taux insuffisant de sérotonine, le neurotransmetteur du bien-être par excellence, conduit bien souvent à la dépression chronique. En privant le cerveau des acides gras dont il a besoin pour produire de la sérotonine et d'autres neurotransmetteurs, nous ouvrons littéralement la porte à la dépression et à une série d'autres maladies mentales, comportementales, neurologiques et psychologiques ;

– deuxièmement, les années 80 correspondent à la naissance d'une nouvelle ère alimentaire, fondée sur l'ingestion massive de féculents pauvres en matières grasses mais riches en glucides, comme les gâteaux de riz ou de maïs, les chips, les biscuits allégés, etc. Ceux-ci ont joué un rôle significatif dans l'épidémie d'obésité et de diabète de type 2.

Lorsque nous avalons ces produits riches en sucre, nous réduisons nos précieuses réserves en sérotonine. Par exemple, un déjeuner composé d'un muffin allégé ou d'un toast tartiné de fromage à 0 % de matière grasse et/ou de confiture, et d'un verre de jus de fruits fait rapidement augmenter la glycémie. Ceci provoque une libération de sérotonine dans le cerveau. C'est la douce sensation de chaleur qui nous envahit au moment où les glucides sont convertis en glucose par le système digestif. Une grande quantité de glucose circule alors dans le sang, ce qui signale au pancréas de sécréter de l'insuline pour réduire cette glycémie élevée. Les problèmes commencent quand l'insuline induit une chute trop importante de la glycémie car les niveaux de sérotonine diminuent aussi, ce qui entraîne une baisse d'énergie immédiate et une envie presque irrésistible de grignoter plus de sucre. En d'autres termes, il nous faut une nouvelle « dose » pour retrouver le sentiment de chaleur du début du processus...

Apparition du diabète adulte à tout âge

L'aspect le plus alarmant des chiffres actuels sur le diabète est l'apparition de plus en plus fréquente du diabète de type 2 chez les jeunes enfants et les adolescents. Cette augmentation est tellement sensible qu'on la considère comme une épidémie. Le diabète de type 2, que l'on surnommait « le premier diabète des adultes », intervient lorsque l'organisme ne produit pas assez d'insuline ou perd sa capacité à utiliser l'insuline avec efficacité. Jusqu'à dernièrement, on ne le diagnostiquait que chez les adultes de plus de trente ans. Le nombre de chercheurs qui prétendent être surpris par ce phénomène et ne pas comprendre les raisons d'une telle évolution m'étonne. Car si l'on considère l'augmentation de la consommation des menus fast-food (qui consistent surtout en frites, à index glycémique élevé, en petits pains riches en acides gras saturés pro inflammatoires et en litres de sodas), l'utilisation du sirop de maïs (fructose) dans une énorme quantité d'aliments et de boissons, la généralisation d'un rythme de vie sédentaire et la prolifération de glucides à index glycémique élevé, la cause de cette épidémie est claire : un style de vie pro inflammatoire vingt-quatre heures sur vingt-quatre et sept jours sur sept.

Il apparaît que de nombreuses femmes se gavent de glucides, à index glycémique élevé, pour assouvir un désir rationnel de bien-être. Si elles sont plus touchées par le phénomène que les hommes, c'est parce qu'elles ont un taux de sérotonine plus bas qu'eux. Un taux qui baisse encore à l'occasion de certaines étapes du cycle menstruel et après la ménopause. Pour compenser ce manque, les femmes consomment plus de glucides à index glycémique élevé. Une tendance naturelle exacerbée par les exigences des régimes minceur à la mode. Pour rester minces, de nombreuses femmes s'infligent, de leur propre initiative, une alimentation à basse calorie. Comme leur consommation de féculents épuise le nombre de calories quotidiennes allouées, elles se privent de protéines et de bonnes graisses pour ne pas le dépasser.

L'un des résultats les plus frappants de ce phénomène est l'apparition des rides. À tranche d'âge égale, les femmes ont souvent l'air plus âgées que les hommes. Tout simplement car les bonnes graisses et les protéines sont nécessaires à la réparation cellulaire. La fluctuation perpétuelle de leurs taux d'insuline et de glucose sanguins les fait lutter en permanence contre l'excès de poids, alors que la diminution de leur sérotonine les rend plus sujettes aux dépressions. Rien d'étonnant dans ces circonstances à ce que le Prozac, un antidépresseur prescrit médicalement et qui élève le niveau de sérotonine, ait connu ses premiers succès au cours de cette décennie placée sous le signe des régimes pauvres en matières grasses et riches en féculents.

Ce non-sens diététique contribue à la dégradation de la santé physique et mentale des hommes, des femmes et des enfants. Nous sommes trop gros, dépressifs, fatigués et stressés. Et de plus en plus d'enfants ou d'adulte se tournent vers des solutions chimiques et pharmacologiques pour résoudre leurs problèmes. Alors que ces « solutions » traitent les symptômes tout en ignorant les causes sous-jacentes. Il y a mieux à faire.

UNE SOLUTION « ÉLÉGANTE »

En sciences et en mathématiques, le terme « élégant » qualifie une expérience, une invention, une découverte ou un concept qui associe la simplicité, la puissance et une certaine grâce ineffable du dessein. Pour moi, il n'y a pas de découverte plus élégante, plus simple, ni plus utile que celle de l'huile de poisson et de ses propriétés régénératrices. Les acides gras essentiels Oméga-3, que l'on trouve dans les poissons gras et l'huile de poisson, accélèrent la fonte des graisses et élèvent les niveaux de sérotonine. Soit les mêmes résultats que les antidépresseurs, et un bonus minceur en plus. Lorsqu'on les prend aux doses recommandées, les seuls effets secondaires des Oméga-3 sont :

– la perte de la graisse corporelle,
– le maintien de la masse musculaire,
– un meilleur moral,
– une capacité d'attention améliorée,
– une glycémie stabilisée,
– des niveaux d'insuline baissés,
– des niveaux de sérotonine sains,
– la disparition des variations de chaleur dues aux glucides,
– moins d'appétit,
– une peau à la luminosité retrouvée,
– un système immunitaire en meilleur état,
– un niveau d'énergie accru,
– des symptômes d'arthrite et de rhumatismes moins sensibles et moins sévères,
– des symptômes et une sévérité réduits des problèmes chroniques de peau comme l'eczéma,
– des risques cardio-vasculaires décrus.

Dans le chapitre suivant, vous saurez tout sur le miracle des Oméga-3. On ne peut certes attribuer la responsabilité de tous nos maux psychologiques et physiques au manque de ce nutriment important... mais presque ! Les acides gras essentiels, qui ont longtemps été les grands absents de nos régimes industrialisés, sont peut-être tout simplement le chaînon manquant qui nous permettra de gagner le combat contre l'obésité.

Chapitre 4

Le miracle minceur des Oméga-3

« Une vérité scientifique ne triomphe pas en faisant voir la lumière à ses opposants. Elle triomphe parce qu'ils finissent par mourir. Une nouvelle génération apparaît alors, à qui elle est familière. »

MAX PLANCK

Les concepts que nous avons évoqués dans les deux derniers chapitres étaient nécessaires pour que vous puissiez prendre, en toute connaissance de cause, les décisions qui s'imposent concernant votre santé. Mais si vous ne deviez retirer qu'une seule idée de ce livre, c'est celle de l'importance d'une alimentation riche en acides gras essentiels anti-inflammatoires, et particulièrement les Oméga-3. Pour mincir, il faut réduire le nombre de calories consommées et/ou augmenter le nombre de calories dépensées. Lorsqu'on mange plus de calories que nécessaire, l'excès est stocké sous forme de graisse. Les acides gras Oméga-3 facilitent la combustion des calories avant qu'elles soient stockées, résultat : le surpoids disparaît.

Que faire pour aller mieux ?

– Augmenter la consommation d'Oméga-3, via les aliments et les compléments alimentaires listés dans les chapitres suivants.

– Diminuer la consommation de glucides pro inflammatoires à index glycémique élevé (sucres et amidons) et de graisses saturées (aliments frits, produits laitiers entiers et viande).

Le respect de ces deux règles élémentaires améliorera votre état de santé global. Votre peau, vos cheveux, les membranes muqueuses, les nerfs et les glandes de votre organisme seront correctement nourris. Vous agirez dans le sens de la prévention des maladies cardio-vasculaires. La transformation des calories en graisse corporelle sera inhibée. Les acides gras essentiels encourageront l'organisme à transformer les calories en chaleur corporelle et augmenteront la sensibilité insulinique, ce qui évite le stockage lipidique et réduit les risques de diabète et d'obésité.

L'un des objectifs de *Ma promesse minceur* est de tendre vers une consommation adéquate d'acides gras essentiels et notamment des Oméga-3.

ALLUMER LE FEU

Lorsque je suis arrivé à l'université, j'étais un gringalet de 49 kilos et je voulais à tout prix prendre du poids et du muscle. J'ai lu une tonne d'articles sur le sujet avant de m'y mettre. Je me suis ensuite imposé un programme sportif rigoureux, et j'ai décidé arbitrairement d'augmenter ma consommation quotidienne de calories à 7000. Mes forces et ma masse musculaire ont vite décuplé mais, curieusement, pas ma masse graisseuse.

J'ai remarqué, en revanche, que mon organisme produisait énormément de chaleur après les repas. J'émettais une telle chaleur corporelle que ma petite amie trouvait inconfortable de s'asseoir à mes côtés ! Ce processus m'intriguait et j'ai décidé d'en chercher la cause. J'ai vite appris que la « thermogenèse postprandiale », ou la production de chaleur après un repas, est un phénomène médical bien connu, même si dans mon cas, ses manifestations semblaient un peu excessives.

Au cours des années suivantes, j'ai poursuivi mes activités physiques et réduit mes calories quotidiennes à 3 500, en apportant d'importantes améliorations à mon régime. J'ai constaté qu'en vieillissant je produisais beaucoup moins de chaleur après les repas. J'ai également observé qu'il devenait de plus en plus difficile de rester mince et réalisé que cela n'avait rien d'inhabituel. Plus on est jeune, plus la thermogenèse postprandiale est importante. Les rouages de ce phénomène attisaient toujours ma curiosité. J'appris que lorsqu'on mange, l'énergie des aliments (mesurée en calories) peut prendre l'un ou l'autre des deux chemins suivants :

– les calories sont brûlées dans la mitochondrie pour produire de l'acide adénosine triphosphorique ou ATP, un nucléotide hautement énergétique utilisé dans le métabolisme énergétique intracellulaire. L'ensemble de ce processus est connu sous le nom de « phosphorylation oxydative » ;

– lorsque nous vieillissons, les aliments sont souvent stockés sous forme de graisse (les triglycérides des tissus adipeux) ou sous forme de glycogène dans le foie et les muscles. Si l'on réussit à « désolidariser » l'oxydation de la phosphorylation, les calories alimentaires sont alors brûlées par la thermogenèse. La thermogenèse contourne l'énergie procurée par l'ATP. Si la majorité des aliments que nous mangeons était transformée en chaleur corporelle, nous resterions minces et musclés.

Chez les patients en surpoids, la thermogenèse postprandiale est réduite et ce n'est sûrement pas une coïncidence. J'eus l'idée de rechercher un agent qui « séparerait » la fabrication d'ATP (phosphorylation oxydative) de l'alimentation, afin que les aliments que nous mangeons soient brûlés au cours de la thermogenèse postprandiale. Je me lançai dans une quête échevelée pour découvrir l'agent qui réussirait à séparer ces deux actions. Je devais réaliser que, malheureusement, les meilleurs agents séparateurs possédaient des effets secondaires indésirables ou étaient hautement toxiques. En effet, l'un des plus efficaces est l'éphédrine (que l'on extrait de la vieille herbe médicinale chinoise *ma huang* ou éphédra), un ingrédient courant des formulations de régime. Malheureusement, l'éphédrine, interdite par les autorités d'observation alimentaire en 2004, stimule le système nerveux central et le cœur, et son utilisation induit une tension artérielle élevée, des palpitations cardiaques et d'autres effets secondaires néfastes.

J'ai vite abandonné l'idée de trouver le complément alimentaire ou le médicament qui dissocierait ces deux actions. Je commençai à me concentrer sur les stratégies à mettre en œuvre pour réduire l'inflammation dans le corps, que je croyais fermement être la cause de nombreuses maladies. J'ai alors compris l'influence de la nourriture sur ce type d'inflammation : elle peut l'augmenter ou la diminuer. C'est ce qui m'a poussé à concevoir le régime anti-inflammatoire, et c'est pendant son élaboration que je réalisai l'action anti-inflammatoire des acides gras essentiels (AGE). Je n'imaginais nullement que mes découvertes dépasseraient, et de loin, mes hypothèses les plus insensées. L'effet des AGE sur le taux d'insuline s'avéra crucial. Un taux d'insuline élevé est pro inflammatoire : c'est l'une des raisons pour lesquelles les individus grossissent et ne réussissent plus à maigrir. Un taux élevé chronique provoque une « insensibilité » à l'insuline. L'excès d'insuline continue d'être libéré dans le système sanguin et entraîne le stockage des graisses.

Lorsqu'on ajoute des acides gras essentiels Oméga-3 à l'alimentation, les cellules redeviennent sensibles à l'insuline. Les récepteurs insuliniques se trouvent dans la membrane plasmatique cellulaire qui contrôle l'entrée et la sortie des substances dans la cellule. Les acides gras essentiels préservent la souplesse de la membrane cellulaire, ce qui permet aux récepteurs de rester réactifs aux fluctuations des taux de l'insuline. L'équilibre correct des AGE alimentaires permet aux récepteurs de se mobiliser face à d'infimes quantités d'insuline. Résultat : ils maintiennent un taux de glucose sain et assurent une consommation adéquate de sucre et d'acides aminés par les cellules pour construire du muscle et réduire le stockage des lipides.

Je découvris ensuite que les acides gras essentiels, que l'on trouve dans l'huile de poisson et les poissons gras des mers froides, possèdent un grand nombre de propriétés encore plus étonnantes. Ces lipides essentiels, et particulièrement les Oméga-3, jouent un rôle majeur dans la production d'énergie à l'intérieur de la mitochondrie. Les Oméga-3 inhibent aussi la production de l'enzyme de la synthèse des acides gras qui intervient dans le stockage des calories sous forme lipidique. Et, pour finir, ils sont responsables de la compartimentation du combustible. Lorsque celle-ci se fait normalement, les AGE commandent à l'organisme de stocker les glucides sous forme de glycogène plutôt que sous forme de lipide. Le glycogène s'installe surtout dans le foie et les muscles, d'où il libère le glucose dans le sang lorsque les cellules en ont besoin. C'est la principale source de combustible stockée par notre organisme, et aussi la première réserve vers laquelle le corps se tourne lorsqu'il nécessite un apport rapide d'énergie entre les repas, ou quand les besoins énergétiques ne peuvent être atteints par la seule alimentation, comme à l'occasion de moments d'activité physique ou mentale intense. C'est le taux de glycogène stocké dans le muscle qui détermine la durée et l'intensité de l'exercice que l'on peut fournir. Pour résumer, les Oméga-3 encouragent la consommation des lipides stockés et facilitent la conservation temporaire des calories sous forme de glycogène, une substance utilisée pour les besoins immédiats en énergie.

Un jour, je tombai sur une étude qui m'apportait la réponse que je cherchais : la preuve que les Oméga-3 accentuent la thermogenèse. Ils dissipent les calories en augmentant la chaleur corporelle au lieu de la conserver sous forme de graisse.

Ce fut le moment le plus exaltant de ma recherche. Des études en cours suggèrent que les AGE sont peut-être même capables d'influencer directement des gènes métaboliques de nos cellules, qui contrôlent la façon dont nous synthétisons le glycogène et celle dont nous stockons et brûlons les graisses. Ceci serait dû aux PPAR (récepteurs activés par les proliférateurs de peroxysomes), une substance similaire aux stéroïdes contenue dans notre organisme. Couplée à des graisses, comme les AGE, elle pourrait activer des gènes clés impliqués dans la consommation des lipides. Des recherches supplémentaires suggèrent que les Oméga-3 déclenchent l'apparition de la protéine 3 dissociative, qui intervient dans le métabolisme énergétique. Or des taux plus élevés de protéines dissociatives impliquent plus d'énergie libérée sous forme de chaleur, une dépense d'énergie plus forte et des stocks lipidiques en baisse. Un résultat non négligeable car, ainsi que le savent déjà des millions de déçus du régime, la graisse stockée est très difficile à perdre.

L'Oméga-3 pourrait-il être l'agent de dissociation que j'avais tant cherché ?

LES FACTEURS NUTRITIONNELS DÉTIENNENT LA CLÉ

En réalité, nous n'avons nul besoin d'un nouveau médicament miracle pour maigrir. Pour la première fois, la science a prouvé que les composants nutritionnels de notre régime contrôlent et influencent directement certains gènes métaboliques de nos cellules. Cela signifie que les AGE que nous consommons peuvent affecter sensiblement la façon dont nous brûlons et stockons la graisse. L'aspect nutritionnel de la question est fascinant. Il implique que les AGE travaillent avec le corps au lieu de travailler contre lui, comme le fait un médicament. Il sous-entend aussi que, contrairement aux médicaments, leurs propriétés thérapeutiques sont toujours de mise : l'organisme ne formera pas une tolérance ou une résistance contre eux. Les Oméga-3 contribueront toujours à la combustion de la graisse en excès et à la réduction de nos réserves lipidiques.

Les Oméga-3 ne sont pas le seul type d'acides gras essentiels impliqués dans le processus de la minceur. Il ne faut pas oublier les Oméga-6. Les deux sont nécessaires pour constituer et maintenir l'intégrité structurelle et fonctionnelle de la membrane cellulaire, fournir du carburant énergétique et créer des messagers chimiques de type hormonal, les prostaglandines et les eicosanoïdes, qui régulent de nombreuses fonctions métaboliques importantes.

Parce que le corps ne peut pas produire lui-même ces acides gras essentiels, c'est notre alimentation qui doit nous les procurer. Beaucoup d'entre nous ne consomment pas assez d'acides gras essentiels par rapport aux acides gras saturés apportés par les produits laitiers entiers et la viande. (Les graisses saturées sont pro inflammatoires et associées à un risque accru de maladies cardio-vasculaires.)

Malheureusement, lorsque nous consommons des acides gras essentiels, ce sont surtout les Oméga-6 que l'on trouve dans les céréales et les huiles végétales de maïs et de tournesol. En fait, une toute petite partie de la population consomme la juste proportion d'Oméga-3 par rapport aux Oméga-6. Ce qui est d'ailleurs peut-être à l'origine de la fréquence grandissante des maladies modernes : crises cardiaques, cancers, asthme, lupus, schizophrénie, dépression, vieillissement accéléré, Thada (trouble de l'hyperactivité avec déficit d'attention), maladie d'Alzheimer, syndrome métabolique, obésité et diabète. Ce déséquilibre perturbe l'action proverbiale de la pomme qui métaboliserait les graisses. Trop d'Oméga-6 est inflammatoire et influe sur la capacité de l'organisme d'utiliser les Oméga-3. Un problème sérieux, puisqu'il empêche de bénéficier des propriétés des Oméga-3 dont nous avons parlé plus tôt : combustion des réserves lipidiques et prévention du stockage des calories sous forme de graisse corporelle.

L'histoire de Skye

Je reçus le coup de fil de Brad (un pseudonyme) à la fin d'une journée de printemps. Brad est un entraîneur bien connu pour son travail avec les acteurs et les actrices les plus célèbres d'Hollywood. « J'ai un défi à relever et les médias n'en perdront pas une miette, commença-t-il.

Je travaille avec Skye (un pseudonyme) sur un nouveau film d'action. Elle en sera l'héroïne et, pour qu'elle soit crédible, tonus et muscles devront être au rendez-vous. Ma mission consiste à sculpter sa silhouette et à lui donner une pêche d'enfer. Mais elle a pris beaucoup de poids pour son dernier tournage et elle doit le perdre en un temps record. »

Dans le film précédent, Skye incarnait une femme au foyer d'une trentaine d'années que les aventures extraconjugales passionnées de son mari avaient plongée dans la dépression. Son personnage se vengeait en commençant, de son côté, une aventure torride... avec les crèmes glacées. Vers la fin du tournage, elle avait pris dix bons kilos, répartis sur le ventre, les hanches et les cuisses.

« Skye vient de suivre un régime basses calories et sans matières grasses, précisa Brad, et son entraînement est éreintant. Elle a déjà perdu cinq kilos et elle possède une bonne musculature, mais il lui reste encore beaucoup de chemin à parcourir et peu de temps pour y parvenir. Le tournage commence dans deux semaines. Et pour noircir encore le tableau, souffla-t-il, Skye est déprimée. Et frustrée. » J'étudiai avec attention le régime alimentaire de Skye et son programme d'exercices. Un schéma précis commença à se dessiner. Elle buvait beaucoup de café et son alimentation ne lui apportait presque aucun acide gras essentiel Oméga-3. Sans les Oméga-3, il était pratiquement impossible à son organisme de métaboliser correctement les graisses. Je lui bâtis un programme anti-inflammatoire sur mesure, conçu pour perdre du poids et conserver la masse musculaire. L'héroïne d'un film d'action ne se doit-elle pas d'afficher une allure sportive ?

D'emblée, je lui demandai de prendre trois capsules de 1 000 mg d'huile de poisson Oméga-3, trois fois par jour (soit un total de 9 000 mg par jour). Ceci peut sembler excessif, mais les circonstances l'exigeaient. Par ailleurs, je lui suggérai de prendre 1 000 mg d'acetyl L-carnitine et 2 000 mg de CLA (acide linoléique conjugué) par jour.

J'envoyai également à Skye du saumon sauvage et lui conseillai d'en manger tous les jours au déjeuner, accompagné d'une salade verte et d'une pomme. Je lui demandai d'acheter des œufs issus de poules élevées en plein air, au grain et notamment aux graines de lin. Ces œufs sont eux aussi une précieuse source d'Oméga-3. Pour le dîner, je lui recommandai du poisson au moins cinq soirs par semaine, toujours accompagné d'une salade verte, assaisonnée de jus de citron et d'huile d'olive vierge extra. Le dessert serait composé d'une pomme ou d'un pamplemousse. J'admets que ce régime était plutôt sévère, mais nous devions accomplir un miracle en un temps très court.

Je lui demandai de boire six à huit verres d'eau de 250 ml par jour, de supprimer le café et de le remplacer par du thé vert. Le thé vert faciliterait la combustion des graisses, tout en lui apportant un sentiment de bien-être. Le saumon et l'huile de poisson l'aideraient aussi à se sortir de la dépression. À la fin de la première semaine, Brad me téléphona pour me communiquer les progrès de Skye. Elle avait perdu 2 kilos et demi, elle était d'excellente humeur, elle avait retrouvé sa motivation et, curieusement, son entraînement progressait plus rapidement.

Je sus que nous avions gagné quand je reçus une invitation à la première du film. Skye m'avait invité personnellement. Les yeux rivés sur l'écran, je ne pouvais que m'émerveiller devant son incroyable grâce et ses prouesses physiques. C'est avec maestria qu'elle mettait tous ses opposants hors d'état de nuire, les uns après les autres, des ninjas aux maîtres en arts martiaux de toutes disciplines, hommes et femmes confondus. J'eus l'impression d'avoir à nouveau neuf ans en pénétrant dans le monde des héros d'actions mythiques qui avaient nourri mes rêves d'enfants. Tandis que le générique de fin défilait sous un tonnerre d'applaudissements, je notai des remerciements spéciaux pour le Dr Nicholas Perricone. Je n'en revenais pas. Je me dirigeai vers l'entrée du cinéma et vit Skye près des limousines et des voitures de maître. Je la complimentai sur sa performance époustouflante, et elle sourit largement.

« Merci, docteur Perricone, souffla-t-elle. Je dois vous dire que sans vos conseils avisés et les changements physiques qui sont survenus dès que j'ai adopté le saumon et l'huile de poisson, ce film n'aurait pas été tourné, ou du moins pas avec moi dans le premier rôle ! »

OMÉGA-3 : L'HISTOIRE DE L'INTÉRIEUR

L'organisme a besoin de deux types d'Oméga-3, le DHA (acide docosahexaénoïque) et l'EPA (l'acide eicosapentaénoïque). Le poisson constitue la source alimentaire la plus naturelle de DHA et d'EPA, et plus particulièrement les espèces grasses des mers froides, comme le saumon (et d'autres poissons qui seront listés dans le chapitre suivant), les coquillages et les algues. Que se passe-t-il si nous n'en consommons pas ? Rien de fatal. Nous survivons sans eux, car l'organisme est capable de produire de l'EPA et du DHA à partir du ALA, l'acide alpha-linolénique. Cet autre acide gras Oméga-3 se trouve surtout dans les céréales complètes, les légumes verts à feuilles sombres et certaines noix et graines (plus particulièrement, les graines de lin, de potiron, de chanvre, les noix et les huiles qu'on en extrait, et surtout l'huile de lin).

Les Oméga-3 facilitent le contrôle du poids

Les acides gras essentiels affectent et déclenchent de multiples mécanismes de combat contre l'obésité. Voici un survol rapide, mais complet, de ce qu'ils sont et de ce qu'ils font :

– ils réduisent l'inflammation qui provoque l'apparition des kilos en trop ;

– ils permettent la combustion des lipides en transportant les acides gras dans la mitochondrie cellulaire pour les transformer en carburant ;

– ils améliorent l'efficacité du carburant en exerçant une influence positive sur son processus de compartimentation ;

– ils améliorent le contrôle du glucose dans le sang en sensibilisant les cellules et en permettant aux récepteurs de répondre aux stimuli de très petites quantités d'insuline [1] ;

– ils stimulent la sécrétion de leptine, une hormone polypeptidique produite par les adipocytes. La leptine agit sur l'hypothalamus pour supprimer l'appétit et brûler les graisses stockées dans le tissu adipeux ;

– ils améliorent l'équilibre des acides gras en réduisant la transformation d'acides gras essentiels Oméga-6 en acide

1. Alors que les Oméga-3 améliorent le contrôle du glucose dans le sang à long terme, il arrive que leur consommation élève les taux d'insuline. Résultat, la glycémie est à nouveau déstabilisée, une manifestation temporaire qui dure le temps que le corps s'y habitue. Mais pour anticiper les problèmes posés par ce temps d'adaptation mieux vaut, pour les diabétiques, prendre les compléments en Oméga-3 sous contrôle médical et s'astreindre à des analyses de sang régulières jusqu'à ce que la situation se régularise.

arachidonique (un processus décrit dans le chapitre 2) ;
– ils influencent des interrupteurs génétiques anti-obésité (des facteurs nucléaires de transcription) qui déterminent l'inflammation et la transformation de la nourriture en graisse corporelle ;
– ils activent les PPAR (récepteurs activés par les proliférateurs de peroxysome), qui augmentent la combustion des lipides, la thermogenèse, la sensibilité insulinique et réduit l'inflammation ;
– ils évitent l'activation des NF-kappa B ;
– Oméga-3 (et Oméga-6) bloquent la libération de SREBP-1 (élément régulateur de stérol), qui déclenche le gène qui code la synthèse des acides gras, une enzyme qui facilite la production de graisse corporelle ;
– Oméga-3 et Oméga-6 améliorent la capacité de l'organisme à transporter le glucose du sang aux cellules, via un transporteur du glucose appelé GLUT4. Ils y parviennent en améliorant la souplesse des membranes cellulaires.

N'empêche que le poisson reste un choix idéal. Car, même dans des conditions optimales, l'organisme convertit seulement environ 15 % des ALA alimentaires en EPA, et encore moins en DHA. Pire, le processus de conversion des ALA en EPA et en DHA est entravé par des facteurs communs à une grande partie de la population : une consommation excessive d'acides gras Oméga-6 et d'acides gras trans alimentaires (dans les aliments industrialisés et les fast-foods), le diabète et une consommation excessive d'alcool. La source végétale d'Oméga-3 est donc moins efficace. En revanche, lorsqu'on mange des poissons des mers froides et qu'on prend des compléments d'huile de poisson, on permet à l'organisme d'utiliser les précieux Oméga-3 à bon escient.

UNE DÉCOUVERTE DE PLUS À PROPOS DES OMÉGA-3

Je souhaite évoquer dans ce chapitre un autre aspect des Oméga-3 : leur pouvoir sculptant. Les athlètes professionnels qui enfreignent les règles du jeu pour améliorer leurs performances, les collégiens qui cèdent à la pression du groupe et ne reculent devant rien pour prendre du muscle et améliorer leurs capacités athlétiques, les femmes et adolescentes prêtes à tout pour affiner et redessiner leur silhouette font usage de stéroïdes. Or, ceux-ci sont terriblement dangereux. Parmi les effets secondaires principaux de l'abus de stéroïdes anabolisants, on trouve aussi bien les tumeurs du foie que les cancers, les jaunisses (pigmentation jaune de la peau, des tissus et des fluides corporels), la rétention des fluides, la pression sanguine élevée, l'augmentation du LDL (le mauvais cholestérol) et la baisse du HDL (bon cholestérol). Les tumeurs des reins, des poussées sévères d'acné, des tremblements, des sautes d'humeur et des accès incontrôlés de colère dite « roïde » ne sont pas à exclure non plus.

Dommage pour les utilisateurs de stéroïdes qui l'ignorent : les acides gras essentiels Oméga-3 leur procureraient exactement les résultats qu'ils souhaitent, sans effet secondaire dangereux. Grâce aux AGE, les performances athlétiques sont améliorées de façon significative, les cellules musculaires deviennent plus fortes et plus efficaces, et donc la masse musculaire augmente tandis que la masse lipidique se réduit. Nous possédons des substances de type stéroïde dans notre organisme, comme les PPAR, dont nous avons parlé plus tôt, qui, lorsqu'ils sont activés par les Oméga-3, nous permettent d'atteindre ces objectifs. L'histoire de Matt (cf. p. 62) en est une illustration parfaite.

Je suis convaincu que pour résoudre un problème, de quelque ordre qu'il soit, mieux vaut d'abord tenter de lui trouver une solution naturelle. Une fois encore, la réussite de Matt démontre que des aliments anti-inflammatoires et des compléments alimentaires sont les meilleurs atouts du bien-être physique et mental. Autre avantage, ils procurent les mêmes bénéfices à tous, jeunes ou vieux, hommes ou femmes.

Lorsqu'on mange des aliments inflammatoires, le corps entre dans un état d'inflammation cellulaire constante.

L'amincissement devient difficile et le processus de vieillissement s'accélère de façon importante. La seule solution pour retrouver la ligne ? Bloquer l'inflammation cellulaire à la source grâce à une alimentation appropriée. La graisse corporelle en excès sera éliminée presque automatiquement. À condition, bien sûr, que la consommation calorique soit en rapport avec les dépenses énergétiques : aucune approche ne peut fonctionner si l'on consomme plus de calories que l'on n'en brûle au cours de la journée.

Il est important de comprendre que les résultats des processus décrits ici n'apparaissent pas du jour au lendemain. Certes, dès que l'on commence à prendre des Oméga-3 (via l'alimentation et/ou la supplémentation), ils exercent leur effet anti-inflammatoire. Mais il faut du temps pour que les AGE influencent la thermogenèse et la compartimentation du carburant. Encore une bonne raison d'introduire au plus vite les Oméga-3 dans son alimentation ! Si les régimes basses calories traditionnels échouent, c'est tout bonnement parce qu'ils manquent d'Oméga-3, l'élément indispensable pour entretenir votre métabolisme. Si vous suivez le régime anti-inflammatoire et si vous consommez une grande quantité d'acides gras Oméga-3, vos kilos en trop disparaîtront. Les puissantes propriétés anti-inflammatoires des acides gras essentiels Oméga-3 sont la clé du contrôle de poids.

Le programme de *Ma promesse minceur* a été élaboré pour parvenir aux objectifs suivants :

– réduire l'inflammation,

– maigrir et maintenir agréablement son poids de forme,

– conserver sa masse musculaire,

– apporter une quantité suffisante de lipides de bonne qualité, de protéines et de glucides,

– améliorer la beauté de la peau,

– adoucir l'humeur,

– optimiser les fonctions cérébrales,

– augmenter l'énergie,
– améliorer les capacités sportives,
– vivre une existence épanouie.

Dans la prochaine partie de ce livre, je vous signalerai les aliments et les compléments nutritionnels dont l'efficacité est avérée. Vous comprendrez ce qu'ils sont, pourquoi ils fonctionnent si bien et comment ils peuvent accélérer naturellement l'amincissement. Vous découvrirez aussi comment le style de vie influence le poids et la santé, et je vous indiquerai des améliorations simples qui vous mettront sur le chemin de la minceur, de la santé et de la longévité.

L'histoire de Matt

Lorsque je vis Matt pour la première fois, il avait besoin qu'on l'aide, et vite. Il avait grandi à l'étranger, d'abord au Moyen-Orient puis, plus récemment, au Venezuela, des déménagements justifiés par le travail de son père pour une compagnie pétrolière internationale. Matt avait mené une existence protégée avec pour seuls amis les fils et les filles des autres employés de l'entreprise. Son père fut rappelé aux États-Unis l'été précédant l'entrée de Matt en première. Ses parents l'inscrivirent dans une école privée où l'excellence sportive, et plus particulièrement au football, était le critère de popularité le plus important. Cet été-là, Matt se lança dans un programme d'haltérophilie sévère dans l'espoir de s'étoffer. Quand les cours commencèrent, il fut ravi d'apprendre qu'il était admis dans l'équipe. Le capitaine de l'équipe venait juste de rentrer de ses vacances d'été au Mexique, où les stéroïdes anabolisants sont bon marché et se trouvent en abondance. Il en revint les poches pleines et se mit tout de suite à les distribuer aux membres de l'équipe. Matt était affligé d'une acné sévère. Les crises le conduisirent à la porte de mon cabinet et, en écoutant le détail de ses journées depuis la rentrée scolaire, je ne doutai pas de pouvoir l'aider. Après l'entraînement, Matt et ses coéquipiers partaient en virée dans le fast-food le plus proche, où ils étanchaient leur soif avec des sodas de un litre et s'offraient des triples cheeseburgers, accompagnés de grandes portions de frites. Il me confessa qu'il commençait à prendre du gras autour de la taille.

Matt me confia également ses craintes à propos des stéroïdes. Il avait entendu dire qu'ils étaient dangereux et pouvaient aggraver l'acné. Je lui expliquai que la musculation augmente les taux de testostérone (l'hormone masculine) en circulation : c'est la façon naturelle de l'organisme d'accroître la masse musculaire et de réparer les muscles. La testostérone peut aussi entretenir l'acné, mais, heureusement, il existe des moyens de le contrôler. En revanche, prendre une drogue, comme les stéroïdes anabolisants, engendre de nombreux effets secondaires dangereux, à court terme comme à long terme, et l'un des moindres est l'exacerbation de l'acné.

« Matt, si tu me fais confiance, je ferai disparaître ton acné, lui assurai-je, et j'améliorerai sensiblement tes performances en athlétisme. Ta masse musculaire augmentera et ta graisse fondra, sans que tu aies recours aux stéroïdes anabolisants. D'abord, nous devons revoir ton alimentation. Il faudra en supprimer hamburgers, sodas, frites ou chips. » Matt faisait grise mine en comprenant qu'il devait prendre en main son acné et son début d'embonpoint. Je lui recommandai de remplacer son litre de soda par de l'eau minérale. Puis je le plaçai sous régime anti-inflammatoire. Par chance, Matt adorait le poisson, ce qui me donna de grands espoirs de succès. Je lui suggérai d'acheter du saumon sauvage et d'en manger au moins cinq fois par semaine.

Il devait aussi mettre à son menu de grandes quantités de fruits et de légumes frais, et prendre des gélules d'huile de poisson. En l'occurrence, je lui prescrivis trois gélules de 1 000 mg par repas, trois fois par jour, soit neuf par jour. (Je ne conseille pas ce dosage à tout le monde, vérifiez toujours avec un professionnel de santé avant de prendre une complémentation).

Pour augmenter son niveau d'énergie cellulaire, lui fournir une protection antioxydante et anti-inflammatoire et pour faciliter l'élimination de son début de ventre, je lui demandai également de se procurer les compléments alimentaires suivants :

- carnitine,
- acetyl L-carnitine,
- acide alpha-lipoïque,
- diméthylaminoéthanol (DMAE),
- glutamine,
- chromium polynicotinate,
- acide gamma linolénique (GLA),
- coenzyme Q10,
- astaxanthine.

Environ trois semaines plus tard, un jour tranquille de début octobre, je m'assis sur le porche pour profiter de la vue sur le Long Island Sound. Quand j'ouvris le journal local du dimanche, je fus atterré d'apprendre qu'un groupe d'athlètes avaient été interpellés pour usage de stéroïdes. En lisant tout l'article, je compris qu'ils étaient inscrits à l'école de Matt. Comme les étudiants étaient mineurs, leurs noms n'apparaissaient pas, et je priais intérieurement pour que Matt ne figure pas parmi les coupables.

Le lundi suivant, mon assistant entra dans mon bureau et m'annonça que Matt était en ligne. Il voulait me parler de toute urgence. L'anxiété coupait le souffle du garçon : « Docteur, c'est moi, Matt, bégaya-t-il. Je tenais à vous remercier personnellement de m'avoir épargné ce désastre. » Il m'expliqua qu'il avait arrêté de prendre des stéroïdes, et qu'il avait suivi à la lettre le régime que je lui avais prescrit. Les résultats étaient stupéfiants. En une semaine, la couche de graisse avait disparu. Ses lésions d'acné s'effaçaient doucement et il n'y avait pas de formation de nouveaux boutons. Il adorait la sensation de bien-être et de puissance physique qu'il commençait à éprouver. Matt était en passe de devenir le meilleur joueur de son équipe, tant pour ses prouesses athlétiques que pour son incroyable tonus.

DEUXIÈME PARTIE

Les trois étapes

Chapitre 5

Étape 1 : dix groupes alimentaires de premier choix pour une minceur durable

« Lorsqu'il devient évident qu'un objectif est inaccessible, ne changez pas d'objectif, changez les actions nécessaires pour l'atteindre. »

CONFUCIUS

Pour qu'un programme minceur fonctionne et que vous l'adoptiez au point de transformer votre style de vie, il doit répondre à des exigences précises. Si vous vous sentez affamé ou frustré, c'est que votre alimentation ne vous convient pas. Manger est l'un des plus grands plaisirs de l'existence et le régime Perricone est une célébration des sens et des bons produits. Combien de méthodes minceur vous autorisent trois repas par jour et deux en-cas en vous faisant réellement perdre des kilos ? Vous ne vous lasserez jamais du menu et vous ne prendrez pas un gramme en choisissant parmi tous les aliments listés dans ce chapitre.

J'ai simplifié les choses. J'ai placé mes produits favoris dans ce que j'appelle les « Super-groupes ». Chaque Super-groupe représente une famille alimentaire dont les éléments sont favorables à la santé, anti-âge, anti-inflammatoire et anti-obésité. L'aliment que je considère être le plus bénéfique est étiqueté : « meilleur choix ». J'ai placé sous la rubrique « challengers » les autres possibilités, elles aussi pleines d'avantages.

Certaines d'entre elles vous sont sûrement déjà très familières. D'autres le sont peut-être moins. Ces aliments vous aideront tous à perdre du poids, ils sont bons pour la santé et favorisent le bien-être en général. N'hésitez pas à mélanger et à associer les éléments de toutes les catégories. Profitez du plaisir gustatif qu'ils vous procureront et des bienfaits qu'ils vous apporteront.

FACTEUR DE CONTRÔLE DU POIDS : Oméga-3
MEILLEUR CHOIX : saumon sauvage
CHALLENGERS : cabillaud, sardine, anchois, hareng, maquereau, truite et thon

Ceux qui connaissent mes travaux savent que « Perricone » et « saumon » sont presque synonymes. Au fil des ans, mon enthousiasme à propos de ce poisson étonnant ne s'est pas émoussé. Bien au contraire, il est encore plus débordant. Nulle surprise donc d'apprendre que le saumon sauvage, le roi des super-aliments, est en tête de liste des produits minceur. Il facilite l'élimination des kilos en trop et permet de ne pas les reprendre. Sa richesse en acides gras Oméga-3 présente un bénéfice double : elle fait de lui une base de repas agréable et une arme efficace pour le contrôle du poids ! Dans le chapitre 4, nous avons vu comment les bonnes matières grasses, comme celles du saumon, encouragent la transformation des lipides en énergie et évitent leur stockage.

Meilleur choix : le saumon sauvage

Le saumon sauvage facilite la gestion du poids, et améliore l'état de santé en général :

1. le saumon sauvage et le saumon d'élevage possèdent des niveaux d'Oméga-3 comparables, mais seul le saumon sauvage offre la proportion idéale d'Oméga-3 par rapport aux Oméga-6, soit un ratio de 1 sur 2, recommandé par les experts de santé ;

2. le saumon sauvage procure beaucoup moins de matières grasses saturées transformables en cholestérol, ou pro-

pices à l'inflammation, que le saumon d'élevage. Les niveaux relativement élevés de graisse saturée et d'acides gras Oméga-6 de ce dernier interfèrent avec les avantages apportés par ses Oméga-3 ;

3. comparé au saumon sauvage, le saumon d'élevage contient des traces de PCB et autres substances chimiques toxiques de la famille des dioxines. Plus précisément, des carcinogènes, soupçonnés d'être à l'origine de l'empoisonnement et de la défiguration du candidat démocratique de l'Ukraine aux élections 2004...

4. seul le saumon sauvage est riche en astaxanthine naturelle, un antioxydant anti-inflammatoire d'une efficacité inégalée de la famille des caroténoïdes. La plupart des saumons d'élevage sont nourris d'astaxanthine synthétique, qui est biologiquement inférieure à la forme naturelle ;

5. le saumon sauvage a un goût et une texture inégalés. Les chefs les plus reconnus et de nombreuses chaînes de restaurants le préfèrent à son frère d'élevage.

Challengers : cabillaud, sardine, anchois, thon et compagnie

Tous les poissons qui figurent sur la liste des challengers sont riches en Oméga-3. Ils ne contiennent ni mercure, ni PCB.

- Les sardines sont un aliment de qualité supérieure du fait de leur richesse en protéines et en acides gras. Leurs arêtes souples et comestibles ajoutent un bonus en calcium au tableau nutritionnel.
- Les anchois constituent une autre source de valeur d'Oméga-3. Un seul problème : on les conserve généralement dans la saumure. Faites-les tremper dans l'eau claire pendant trente minutes pour réduire leur salinité avant de les

accommoder. Les anchois et les sardines sont également une bonne source en DMAE, un nutriment spécifique qui intervient dans le développement du cerveau et de la peau.

- Le thon est un autre apport appréciable d'Oméga-3. Mais attention ! Sélectionnez seulement des qualités garanties sans mercure, que ce soit pour les thons en boîte ou frais. (Consultez le guide d'achat, en fin d'ouvrage, pour trouver des sources directes de saumon sauvage surgelé, de cabillaud, de sardine et de thon albacore.)
- Le cabillaud est peut-être le poisson le plus méprisé de cette liste. À tort, car il est délicieux. Riche en huile, il apporte jusqu'à 58 % de plus d'Oméga-3 (1,9 g par 100 g cuits) que le saumon sauvage, qui détient pourtant un taux de 1,2 g pour 100 g. Sa texture douce et son goût velouté donnent au cabillaud un attrait gustatif unique très recherché par ceux qui le connaissent. Le marché japonais par exemple achète la majorité des pêches de cabillaud réalisées dans le Pacifique Nord américain.

Pour suivre un régime minceur vraiment efficace, mangez du saumon sauvage. Et prenez sagement vos compléments en huile de poisson, spécialement si vous ne pouvez pas, ou ne souhaitez pas, manger du poisson plusieurs fois par semaine. Vous stabiliserez enfin l'aiguille de votre balance et votre peau jouira d'une luminosité et d'une santé inégalées !

La viande rouge : pour et contre

Il est de notoriété publique que ma préférence protéinique personnelle se porte sur les poissons des mers froides, et tout particulièrement le saumon. Néanmoins, de nombreux patients et lecteurs souhaitent connaître ma position sur la viande. La voici : le bœuf, le porc, l'agneau et le veau sont d'excellentes sources de protéines et les protéines sont vitales. Si nous ne fournissons pas à l'organisme les protéines nécessaires, il souffre d'un vieillissement accéléré. Pourquoi? Tout simplement parce que les muscles, les organes, les os, le cartilage, la peau et les anticorps qui nous protègent des maladies sont constitués de protéines. Les enzymes qui facilitent les réactions chimiques essentielles de l'organisme (de la digestion à la construction et à la reconstruction des cellules) sont faites de protéines. Quand la protéine est digérée, elle est cassée en blocs constructeurs d'acides aminés, qui sont ensuite utilisés par les cellules pour leur réparation. Comme le poisson et le poulet, la viande contient tous les acides aminés nécessaires à la réparation cellulaire. Mais la consommation de viandes rouges présente un aspect négatif : elles peuvent être riches en acides gras saturés (la volaille notamment, c'est pourquoi il ne faut pas en manger la peau). Ainsi que nous l'avons appris, un excès de graisse saturée est inflammatoire. Second mauvais point (concernant aussi la volaille) : on peut avoir donné au bétail des antibiotiques et d'autres substances potentiellement dangereuses pour les humains. Un panel de scientifiques européens a confirmé que la consommation de bœuf élevé aux hormones de croissance constitue un risque pour la santé. Depuis 1988, l'Europe a interdit l'utilisation des hormones et l'importation de bœuf traité aux hormones. Une interdiction qui a conduit à un désaccord commercial de longue haleine avec les États-Unis et le Canada. Les Nord-Américains contestent les preuves avancées par les scientifiques européens et autorisent l'engraissement du bétail aux hormones de croissance. Ainsi, si vous voulez manger de la viande rouge, observez quelques règles de sécurité. N'achetez que de la viande bio (ceci est aussi valable pour la volaille), issue d'animaux qui n'ont pris ni antibiotiques, ni hormones, et dont la nourriture est exempte de substances chimiques potentiellement dangereuses. Ils doivent, de préférence, avoir été élevé en plein air et à l'herbe ou au grain.

L'arrivage d'un nouveau « type » de viandes sur le marché, comme le bison et l'autruche, n'est pas à négliger. Tous deux possèdent les qualités gustatives et la polyvalence de la viande rouge, mais offrent un profil diététique beaucoup plus sain, ainsi que le démontre le tableau suivant.

Comparaison des qualités nutritionnelles des viandes

Quantité (pour 100 g)	Calories	Protéines (en g)	Graisse (en g)	Cholestérol (en mg)
Bison	85	18	2	49
Autruche	97	22	2	58
Poulet (sans peau)	140	27	3	73
Dinde (sans peau)	135	25	3	59
Bœuf (maigre, steak)	240	23	15	77
Porc (maigre, filet)	275	24	19	84

FACTEURS DE CONTRÔLE DE POIDS : fibres, antioxydants anti-inflammatoires et autres phytonutriments qui luttent contre l'obésité
MEILLEURS CHOIX : pommes, poires, pamplemousses
CHALLENGERS : toutes les baies, les pêches, les prunes, les cerises, les grenades

Les meilleurs choix offrent des avantages précis pour les candidats à la minceur, mais la vaste majorité des fruits est riche en antioxydants anti-inflammatoires. Ils ont une action préventive sur les pathologies et ralentissent le processus de vieillissement, grâce à trois particularités :

1. **Une haute teneur en fibres :** les fruits sont riches en fibres, ce qui modère l'impact que ces aliments sucrés auraient sinon sur notre taux de glucose sanguin. Par ailleurs, les aliments riches en fibres rassasient vite. Lorsqu'on mesure l'impact des aliments sur les taux de glycémie, la plupart des fruits affichent un index glycémique particulièrement bas malgré leur teneur relativement élevée en sucre. L'effet modérateur des fibres est important car un des objectifs principaux de *Ma promesse minceur* est d'éviter les pics glycémiques. Ils font grimper le niveau d'insuline et favorisent le stockage des lipides. De plus, ce mécanisme initie un cercle vicieux de fringales pour des aliments qui se convertissent rapidement en sucre dans le système sanguin (bonbons, gâteaux, pâtes et produits à base de farines blanches).
   Un certain nombre d'études médicales indiquent qu'une consommation accrue de fibres contribue à éviter le syndrome métabolique, un quatuor mortel de déséquilibres métaboliques décrits dans le chapitre 6. Des chercheurs de l'université de Tufts ont découvert que les patients qui intègrent 14 g de fibres dans leur alimentation quotidienne réduisent leur consommation calorique de 10 %.

2. **Un contenu phytoalimentaire élevé :** les fruits sont gorgés de phytonutriments antioxydants anti-inflammatoires (des agents chimiques végétaux bénéfiques), dont beaucoup servent de pigments et qui sont concentrés dans les parties les plus colorées du fruit, comme la peau. Les études ont montré récemment, par exemple, que les fraises, les mûres, les airelles rouges et les pelures de pommes désamorcent des déclencheurs génétiques pro inflammatoires (AP-1 et NF-kappa B). D'autres phytonutriments se logent dans l'épaisse peau blanche des agrumes située juste sous la peau colorée. Pour maximiser votre consommation de phytonutriments, mangez tout le fruit : la peau blanche, la chair et la peau (sauf pour les agrumes, les grenades et autres peaux visiblement non comestibles). Choisissez des fruits bio et lavez-les bien pour retirer toute trace de contamination chimique. (Un certain nombre de fruits sont cirés, un autre additif dont on se passe volontiers, si vous les achetez, enlevez le plus de cire possible en utilisant un peu de vinaigre ou de jus de citron et de sel.)

3. **Plaisir du sucre :** les fruits sont riches en glucides (saccharose et fructose), ce qui implique qu'ils fournissent une énergie rapide pour satisfaire la faim. Leur richesse en sucre serait une influence négative, pro inflammatoire, s'ils n'apportaient également des fibres, qui ralentissent l'absorption des glucides dans le système sanguin. Comme toujours, mangez d'abord les protéines et profitez des fruits à la fin du repas pour contrer la plupart des effets négatifs du sucre dans le sang.

Meilleur choix : les pommes

Pas si bête, le vieux proverbe anglais qui dit : « Une pomme par jour éloigne le médecin. » Les pommes trônent en tête de notre top 10 des aliments qui font maigrir, pour de multiples raisons :

– elles sont inhabituellement riches en fibres, avec une moyenne de 5 g par fruit. Nous avons besoin d'environ 20 à 35 g de fibres par jour. Par conséquent une seule pomme fournit 15 à 25 % de la quantité de fibres requises. Elles contiennent deux genres de fibres : solubles et insolubles. Les fibres solubles sont connues sous le nom de « pectine ». C'est la substance qu'on ajoute aux confitures et aux gelées pour les gélifier. La pectine a le pouvoir de freiner l'appétit pendant quatre heures. Un coupe-faim bien plus efficace que les fibres insolubles des céréales comme le seigle et le blé (l'avoine, comme les pommes, est également riche en fibres solubles.) ;

Secret minceur : trois pommes par jour

De nombreuses études mettent en lumière l'avantage des pommes dans un régime minceur. L'une de mes histoires préférées sur cette évidence est l'expérience conduite par Tammi Flynn, une diététicienne reconnue, diplômée en sciences de la nutrition à l'université A&M du Texas. Tammi, qui vit au cœur du pays des pommes dans l'État de Washington, a imaginé « le plan des trois pommes par jour ». Son objectif était d'introduire plus de produits frais dans l'alimentation de ses clients, et de se servir pour cela de la richesse locale : la pomme. Tammi a observé que ses clients qui ajoutaient une pomme fraîche à chaque repas maigrissaient plus que ceux qui se contentaient de suivre un régime pauvre en matières grasses et de faire de l'exercice physique. Elle allait vite découvrir à quel point ! Dingue de fitness, Tammi s'entraînait dans un gymnase local. Elle y lança le challenge « Tous en forme », en utilisant le plan des trois pommes par jour, associé à un régime à base de glucides à faible index glycémique, de lipides et de protéines de qualité. À l'issue de douze semaines de compétition, 346 personnes avaient perdu une moyenne de 9 kg. Une réussite phénoménale due aux pommes. Alors n'hésitez plus, croquez-la !

– malgré leur taux de sucre relativement élevé, les pommes exercent un effet stabilisateur sur la glycémie, grâce, en partie, à leur fort contenu en fibres, mais aussi parce qu'elles apportent de la phlorétine : un phytonutriment de la famille des flavonoïdes qui stabilise le taux de glucose sanguin et que l'on trouve exclusivement dans ce fruit. Une récente étude finnoise a établi que la consommation régulière de pommes réduit le risque de diabète de type 2. Les scientifiques attribuent l'effet anti-diabétique des pommes à l'activité antioxydante de la quercétine, un composant majeur de leur peau. Cette dernière semble aussi inhiber le développement du cancer du foie et du côlon ;

- les pommes contiennent une large variété de phytonutriments anti-inflammatoires et anti-cancérigènes. Il semble qu'elles jouent un rôle important dans la réduction du risque de nombreuses maladies chroniques et dans le maintien d'un bon état de santé. Les études montrent qu'elles sont plus régulièrement associées à la réduction des risques de cancer, de maladies du cœur, de l'asthme et du diabète de type 2 que les autres fruits et légumes, et les autres sources de flavonoïdes. Leur consommation favorise également l'augmentation de la capacité pulmonaire et l'amincissement.

Meilleur choix : les poires

Les poires appartiennent à la même famille que les pommes et, comme elles, sont bénéfiques à la santé :

- elles procurent une protection contre les radicaux libres. Elles sont riches en vitamine C et en cuivre, des nutriments antioxydants qui permettent d'éviter les dégâts cellulaires provoqués par les radicaux libres. Par ailleurs, le cuivre et la vitamine C stimulent les globules blancs à lutter contre les infections et détruisent de nombreux virus et bactéries. Une poire de taille moyenne fournit environ 11 % des besoins de l'organisme en vitamine C, et presque 10 % de ceux en cuivre.

– les poires favorisent la santé du côlon et la santé cardio-vasculaire. Les fibres qu'elles contiennent entraînent la baisse des taux de cholestérol. Elles se lient aussi aux agents chimiques du côlon, à l'origine des cancers, et les empêchent d'endommager les cellules ;

– elles sont une protection contre la dégénérescence maculaire. La dégénérescence maculaire est la cause principale de la perte de la vue chez les seniors. Une étude datant de juin 2004 soutient que la consommation de trois ou quatre fruits par jour, dont des poires, réduit le risque de dégradation maculaire ;

– elles fournissent de la vitamine B, car elles ont une haute concentration en folates, qui composent le groupe complexe des vitamines B. Ces vitamines sont essentielles pour l'activité métabolique et la production de globules rouges.

Meilleur choix : le pamplemousse

Le revoilà ! Vous vous souvenez peut-être de la grande mode du « régime pamplemousse » qui consistait à manger beaucoup de pamplemousses et un peu de protéines. Au fil des années, ce fruit a bénéficié d'une popularité changeante. Puis il a fini par être catalogué parmi les régimes tendance sans grande valeur. Mais des études récentes démontrent que le pamplemousse est un atout pour l'alimentation minceur. Riche en fibres et en antioxydants, il affiche un index glycémique bas, et on peut donc en manger tous les jours. Un demi-pamplemousse n'apporte que 60 calories, mais 6 bons grammes de fibres, soit plus qu'une pomme ! Le premier régime fondé sur le pamplemousse était complètement déséquilibré sur le plan nutritionnel. Manger un pamplemousse ou deux par jour, en revanche, aide à équilibrer son alimentation et stabilise la minceur.

Des informations qui émanent du Dr Ken Fujioka, directeur de la recherche sur la nutrition et le métabolisme de la clinique Scripps, à San Diego, et qui a conduit une étude sur le rôle du pamplemousse dans la perte de poids.

Pommes et poires, deux alliés minceur de choc

Les auteurs d'une étude récemment publiée dans le journal scientifique *Nutrition* rapportent que les pommes et les poires semblent accélérer la perte de poids chez les femmes. Les chercheurs de l'université de Rio de Janeiro ont noté que les femmes trop rondes qui en ajoutaient 300 g (l'équivalent de trois petits fruits) à un régime quotidien basses calories perdaient plus de poids que les femmes qui n'en mangeaient pas. En fait, les croqueuses de pommes ou de poires perdaient 33 % de poids de plus que les patientes qui ingéraient exactement les mêmes calories sans consommer de fruit.

Les scientifiques ont avancé plusieurs hypothèses pour comprendre comment l'adjonction de pommes et de poires à un régime facilite l'amaigrissement. L'une d'entre elles serait que ces deux fruits possèdent une densité énergétique basse. Or il se trouve que l'on peut manger en plus grande quantité et éprouver plus de plaisir lorsqu'on choisit des aliments à densité énergétique basse. Voilà une grande nouvelle pour tous ceux qui souhaitent perdre du poids. De plus, les pommes et les poires sont riches en fibres, qui accroissent la satiété. C'est-à-dire qu'elles nous donnent plus vite le sentiment d'être rassasié et maintiennent cette sensation plus longtemps, ce qui nous empêche de trop manger.

(de Oliveira M., Sichieri R., Sanchez Moura A., *Nutrition*, 19 : 253-256, 2003)

Au cours de celle-ci, le Dr Fujioka et ses collègues ont divisé 100 hommes et femmes obèses en quatre groupes. L'un des groupes prenait de l'extrait de pamplemousse à chaque repas, un autre buvait du jus de pamplemousse, le troisième mangeait un demi-pamplemousse et le quatrième avalait un placebo. On demandait aussi aux participants de marcher trente minutes, trois fois par semaine.

Après douze semaines, le groupe « placebo » avait perdu, en moyenne, un peu moins de 500 g, le groupe « extrait », 1,2 kg, le groupe « jus », 1,6 kg et le groupe « pamplemousse frais », 1,75 kg. Les participants « pamplemousse frais » en consommaient un demi par jour.

On ignore comment ce fruit déclenche l'amaigrissement, mais il semble réduire la résistance insulinique qui se développe chez les obèses.

Le pamplemousse a des vertus surprenantes. Selon des études présentées au cours du symposium annuel sur les bénéfices potentiels des agrumes, il a été avancé qu'il :

- possède des propriétés anti-inflammatoires et antitumorales ;
- réduit le taux d'insuline et entraîne la perte de poids ;
- contribue à freiner les maladies liées à l'âge : l'arthrite, la maladie d'Alzheimer, l'asthme, la maladie de Parkinson, le diabète, la cataracte et la maladie de Crohn.

Le pamplemousse rose appartient à ce groupe particulier de fruits qui contiennent du lycopène, un caroténoïde qui donne sa couleur rouge aux tomates, aux oranges sanguines, aux goyaves, aux cynorhodons et aux pastèques. Les recherches indiquent que le lycopène participe à la prévention des maladies cardiaques, de certains cancers et de la dégénérescence maculaire, une des causes principales de la cécité.

Néanmoins, on a montré que la consommation de pamplemousse ne faisait pas bon ménage avec certains médicaments communément prescrits. Apparemment ses composés en flavonoïdes inhibent l'enzyme intestinale responsable de la dispersion et de l'absorption de plusieurs médicaments, dont les antihistaminiques et les satines (prescrits pour réduire le cholestérol). Avant d'ajouter du pamplemousse à votre alimentation, vérifiez avec votre praticien sa compatibilité avec vos traitements médicaux.

Challengers : baies, pêches, prunes, cerises

Chacun de ces fruits, et notamment le groupe des baies, est très riche en antioxydants anti-inflammatoires. Tous ont un goût plutôt doux et pourtant ils ne figurent pas très haut sur l'index glycémique et ne font donc pas augmenter trop rapidement la glycémie.

Les baies sont l'un des aliments naturels qui apportent les antioxydants de meilleure qualité, et tout spécialement les myrtilles. Elles regorgent de phytonutriments, dont les anthocyanines, à l'origine de leur profonde couleur bleue. 125 g de myrtilles par jour doubleront votre ingestion d'antioxydants, même si vous mangez déjà beaucoup de fruits et de légumes frais. En fait, vous pouvez accélérer les résultats de votre régime anti-inflammatoire rien qu'en y ajoutant quotidiennement deux aliments : les myrtilles et les brocolis (vous en saurez plus sur les brocolis dans la partie sur le Super-groupe 10).

Les myrtilles contribuent à la régression du déclin des fonctions cérébrales et de la perte de l'équilibre, deux symptômes fréquents chez les personnes âgées. Elles contribuent aussi à la survie des cellules et augmentent notre capacité à libérer de la dopamine. Neurotransmetteur stimulant, énergisant, la dopamine augmente la production énergétique du cerveau et préserve la jeunesse des fonctions cérébrales. Les baies sont une alternative anti-inflammatoire idéale aux bonbons. Quoi qu'il en soit les fruits et les légumes sont indispensables à une alimentation équilibrée et apportent un vrai plus à qui veut mincir. De nombreuses études montrent qu'en incorporant des fruits et des légumes dans l'alimentation, l'indice de masse corporelle (IMC) et le tour de taille diminuent de façon sensible.

Luo Han Kuo (LHK), l'antioxydant le plus puissant du monde ?

Vous savez tous que de nombreux fruits sont des antioxydants puissants, mais il en existe un dont vous n'avez peut-être jamais entendu parler : le Luo Han Kuo (LHK). Ce fruit chinois est un aliment et une herbe médicinale utilisée en médecine chinoise traditionnelle (MCT) depuis plus de 1 000 ans. Les Chinois le surnomment depuis toujours « fruit de longévité ». Ce fruit rare ne pousse que sous le microclimat unique des montagnes de la province de Guangxi, en Chine, le seul endroit connu au monde où le nombre de personnes âgées de plus de 100 ans a augmenté en 2004.

L'usage de ce « fruit magique » a été le même pendant plus d'un millénaire : le LHK nettoie et nourrit les poumons, entretient la santé respiratoire et améliore l'ensemble des fonctions immunitaires. Bien que le Luo Han Kuo soit un fruit, il est vendu aux États-Unis en tant que complément diététique et s'utilise comme du thé. Il se présente dans de petits sachets à mélanger avec de l'eau chaude ou froide. Le LHK est un agent thérapeutique indispensable au quotidien.

SUPER-GROUPE 3 : DES FRUITS GRAS CONTRE LA GRAISSE CORPORELLE

FACTEURS DE CONTRÔLE DE POIDS : antioxydants anti-inflammatoires, lipides mono-insaturés
MEILLEURS CHOIX : avocat, açai, olive
CHALLENGERS : noix de coco

Nous ne pensons généralement pas aux fruits en tant que source de lipides alimentaires. Quelques-uns en sont pourtant d'excellentes et font exception aux lois de la nutrition. Les avocats, l'açai (du palmier brésilien du même nom), les olives et les noix de coco sont riches en corps gras mono-insaturés. Ceux-ci protègent de nombreuses maladies, facilitent l'absorption des nutriments des aliments végétaux, nourrissent la peau et procurent une véritable satiété.

Meilleur choix : avocat

C'est à tort que nous avons tendance à assimiler l'avocat à un légume. C'est un fruit et, qui plus est, un fruit délicieux. Depuis des années, une grande partie de la population le boude à cause de sa richesse en matières grasses. À tort une fois de plus car il contient surtout des lipides mono-insaturés. Ceux-là même qui, si l'on en croit les spécialistes, protègent des maladies cardiaques et de certains cancers. Une étude réalisée dans un hôpital de Boston a démontré que les régimes riches en matières grasses mono-insaturées, comme celles de l'avocat, sont parfois plus efficaces que certains régimes sans graisses. Les kilos disparaissent et ne reviennent pas. Dernier avantage pour une perte de poids définitive : les lipides mono-insaturés sont brûlés bien plus efficacement que les matières grasses saturées.

L'avocat contient aussi des acides gras Oméga-3, qui, comme nous le savons, facilitent l'amaigrissement, entretiennent la santé cardiaque et réduisent l'inflammation. Leur consistance crémeuse, facile à tartiner, en fait un excellent substitut des aliments riches en matières grasses saturées inflammatoires comme le beurre, les fromages à pâte molle ou la crème fraîche.

L'avocat ne contient ni cholestérol, ni sodium, et il présente un taux de matières grasses saturées très bas. Riche en nutriments, il apporte du potassium, du magnésium, des folates, des fibres alimentaires, de la riboflavine, et des vitamines C, E et B_6. Il contient également des agents phytochimiques comme la lutéine et d'autres antioxydants à l'action anti-inflammatoire anti-âge.

La recherche montre que, à quantité égale, l'avocat apporte plus de nutriments et d'agents phytochimiques que tous les autres fruits plus fréquemment consommés :

- la lutéine protège vraisemblablement du cancer de la prostate et des maladies oculaires, comme la cataracte et la dégénérescence maculaire ;

- la vitamine E est un antioxydant connu pour ralentir les processus de vieillissement et participer à la prévention des maladies cardiaques et de diverses formes de cancer ;

- le glutathion est une enzyme qui fonctionne comme un antioxydant, du même type que la vitamine E. Il neutralise les radicaux libres qui endommagent les cellules et favorisent les pathologies ;

- le béta-sitostérol baisse les taux de cholestérol sanguins. L'avocat contient quatre fois plus de beta-sitostérol que l'orange, le fruit dont on croyait, à tort, qu'il constituait la source la plus conséquente de cet agent phytochimique ;

- les folates entretiennent un bon développement des cellules et des tissus. Ils sont particulièrement importants pour les femmes en âge de procréer, car ils contribuent à prémunir les bébés contre certains problèmes à la naissance ;

- le potassium participe à l'équilibre des électrolytes de l'organisme. L'avocat apporte 60 % de potassium de plus que les bananes ;

- le magnésium favorise la production d'énergie et permet la contraction et la détente musculaire ;

- les fibres font baisser le cholestérol et réduisent le risque d'attaque cardiaque.

Les recherches en cours indiquent que l'avocat est bénéfique :

- à la prévention du diabète : des directives récentes préconisent un régime riche en matières grasses mono-insaturées – celles de l'avocat – pour augmenter le taux de bon cholestérol et permettre la régulation du glucose sanguin. À l'inverse des régimes riches en matières grasses saturées, les diètes riches en acides gras mono-insaturés améliorent la tolérance au glucose et aux lipides. Elles pourraient également réduire la résistance insulinique ;

- au sport : les matières grasses mono-insaturées brûlent efficacement et fournissent l'énergie requise lors d'un entraînement. Les individus qui pratiquent une activité physique trente minutes par jour profiteront au mieux de leur énergie en se nourrissant de lipides mono-insaturés comme ceux que l'on trouve dans les avocats. Des chercheurs de l'université du Wisconsin ont établi que les femmes qui consommaient des matières grasses mono-insaturées avant de faire du vélo brûlaient mieux les graisses. Approximativement 50 % de ces dernières sont consumées après un entraînement intensif, 39 % après un entraînement léger et 34 % après une pause ;

– à la gestion du poids : la densité énergétique est la quantité de calories apportées par 100 g de nourriture. Les chercheurs de l'université de Pennsylvanie ont découvert que les femmes, obèses ou minces, qui se nourrissaient d'aliments à faible densité énergétique consommaient moins de calories que lorsqu'elles mangeaient des aliments présentant une densité énergétique élevée.

Les aliments qui présentent une faible densité énergétique, comme l'avocat, rassasient vite et procurent, avec peu de calories, une véritable satisfaction gustative. Riche en fibres et en eau, l'avocat est un aliment à basse densité énergétique – il fournit moins de calories que d'autres aliments pour une même quantité ingérée. En se nourrissant d'aliments à densité énergétique basse, on parvient à la satiété en absorbant moins de calories et l'on conserve plus facilement son poids idéal. Il n'est pas nécessaire de manger tout un avocat pour en retirer les bienfaits : un cinquième du fruit ne contient que 55 calories.

Pour plus d'informations sur la santé et la nutrition et pour trouver de nouvelles idées de recettes, surfez sur Internet.

Meilleur choix : l'açai

C'est l'un des super-aliments pour ses bénéfices santé en général, et son efficacité dans la lutte contre le vieillissement en particulier. Son excellente répartition d'acides gras et d'acides aminés et ses propriétés anti-inflammatoires lui valent une place de choix dans *Ma promesse minceur*. Il apporte à la fois des protéines et des graisses de qualité, ainsi que des antioxydants. La pulpe d'açai contient :

– une concentration étonnante d'antioxydants qui permettent de combattre le vieillissement prématuré : dix fois plus d'antioxydants que dans le raisin rouge et de dix à trente fois plus d'anthocyanine que dans le vin rouge ;

– une synergie de matières grasses mono-insaturées, de fibres alimentaires et de phytostérols, qui entretiennent la santé du système cardio-vasculaire et du tube digestif ;

– un complexe d'acides aminés presque parfait, conjugué à des minéraux vitaux pour la contraction et la régénération du muscle.

Un mot sur les phytostérols

Les phytostérols sont des composés végétaux chimiquement similaires au cholestérol. Mais leur action est à l'inverse de celle du cholestérol d'origine animale. Les phytostérols empêchent le cholestérol alimentaire d'être absorbé dans le système sanguin et en baisse ainsi les taux. Certains phytostérols stimulent la sécrétion d'insuline et contrôleraient de ce fait la glycémie. Ils participent à la prévention des maladies cardiaques et possèdent des propriétés anti-inflammatoires : ils réduisent l'inflammation dans l'arthrite et d'autres maladies auto-immunes.

L'açai contribue à l'amincissement parce qu'il contient de la cyanidine, un composé phytochimique hautement antioxydant. Des chercheurs japonais ont découvert qu'il pourrait favoriser l'élimination de la graisse corporelle et réduire l'absorption des lipides. L'açai est également riche en acide oléique mono-insaturé, l'acide gras trouvé principalement dans l'huile d'olive. L'un de ses atouts les plus remarquables est son action sur la membrane cellulaire : il aide les acides gras Oméga-3 à y pénétrer. L'alliance de ces deux acides gras entretient la souplesse des membranes cellulaires, ce qui permet aux hormones, aux neurotransmetteurs et aux récepteurs insuliniques de fonctionner avec plus d'efficacité. Une action capitale pour maintenir l'homéostase (l'équilibre de tous les systèmes de l'organisme) et garantir son fonctionnement, et pour perdre du poids en évitant le retour rapide des kilos.

Meilleur choix : les olives (et l'huile d'olive vierge extra)

Primée depuis longtemps pour son goût aussi rustique qu'agréable, l'huile d'olive vierge extra est la pierre angulaire du fameux régime méditerranéen. Si l'on en croit les scientifiques, elle éloigne les maladies cardio-vasculaires, cancers et autres maladies dégénératives.

L'acide oléique est l'un des composants les plus importants de l'huile d'olive. Il entretient la souplesse de la partie extérieure de la cellule, ou membrane plasmatique cellulaire, et permet ainsi aux nutriments d'entrer dans la cellule et aux déchets d'en sortir.

Il ne se passe guère de jour sans qu'on découvre une nouvelle vertu de l'huile d'olive et de ses composants. Le Dr Javier Menendez, de Chicago, a démontré que l'huile d'olive bloquait l'action du HER-2/neu, un oncogène détecté dans environ 30 % des cancers du sein.

L'huile d'olive est indissociable d'un programme minceur. L'expérience montre qu'il y a moins d'obèses parmi les populations de la Méditerranée, celles qui consomment le plus d'huile d'olive. (Elles mangent également de grandes quantités d'acides gras Oméga-3 sous forme de poisson, dont les anchois et les sardines.) D'autres études ont établi qu'un régime riche en huile d'olive provoque une perte de poids plus conséquente et plus durable qu'un régime basses calories. Détail non négligeable car son goût étonnant se marie à merveille avec celui des légumes ! Les chercheurs ont également prouvé qu'un régime riche en huile d'olive vierge extra contribue à la redistribution de la masse grasse et favorise l'élimination de la mauvaise graisse viscérale qui entoure la taille.

L'huile d'olive pourrait aussi prévenir ou retarder l'apparition du diabète. Comment ? Elle évite la résistance insulinique et ses implications potentielles pernicieuses en élevant le cholestérol HDL, en baissant le taux de triglycérides et en assurant un meilleur contrôle du taux de glucose. Elle réduit également la tension artérielle. Il a été démontré qu'une alimentation riche en huile d'olive, pauvre en matières grasses saturées et modérément riche en glucides à faible index glycémique et en fibres solubles issues de fruits, de légumes, de légumineuses et de céréales complètes comme l'avoine complète ou l'avoine traditionnelle est l'approche la plus efficace contre le diabète. Ce modèle d'alimentation réduit l'apport en « mauvaises » lipoprotéines de basse densité, améliore le contrôle de la glycémie et accroît la sensibilité insulinique. Des résultats positifs qui ont été rapportés sur le diabète des adultes comme celui des enfants.

Challenger : la noix de coco (et l'huile de noix de coco)

Si vos connaissances sur la noix de coco se limitent aux vieux films des Marx Brothers ou à quelques Pina Colada sirotées dans un paradis tropical quelconque, rendez vite une petite visite à www.huile.com. Affligées pendant longtemps d'une mauvaise réputation, la noix de coco et l'huile de noix de coco sont aujourd'hui en voie de retrouver la place qu'elles méritent. La noix de coco est un aliment sain, doté d'un bon type de graisse et elle encourage la minceur. Selon une étude publiée dans le journal médical *Obesity Research*, les régimes riches en noix de coco stimulent le processus d'amaigrissement en accélérant le métabolisme et contribuent à la prévention de l'obésité.

Ce fruit contient des matières grasses saturées. En général, on conseille de rester à l'écart de ce type de corps gras. Si on le trouve le plus souvent dans les aliments frits, les produits laitiers entiers et la viande (cf. chapitre 4), il existe aussi dans les végétaux. Aux États-Unis, on consomme surtout des matières grasses saturées à longues chaînes, d'origine animale et qui bouchent les artères. Mais les acides gras à chaîne moyenne d'origine végétale (ou TMC, triglycérides à chaînes moyennes) tendent à être digérés rapidement, à produire de l'énergie et à stimuler le métabolisme. Voilà pourquoi l'huile de noix de coco est si populaire parmi les athlètes. Un grand nombre d'études a déterminé que les triclycérides à chaînes moyennes de l'huile de noix de coco ne sont pas immédiatement convertis en réserves lipidiques, ni recyclés par l'organisme pour donner des molécules lipidiques plus volumineuses.

Une autre étude a démontré de façon concluante que l'huile de noix de coco augmente le métabolisme après les repas. Autant d'arguments de poids qui ont redoré son blason. Aujourd'hui elle fait figure d'arme minceur magique : les scientifiques ont prouvé qu'en troquant les lipides moins bons pour la santé, comme le beurre, la margarine et les huiles végétales conventionnelles, contre l'huile de noix de coco, on stocke moins de graisses et on accélère le métabolisme. L'huile de noix de coco n'a pratiquement aucun goût et n'altère donc pas la saveur des aliments.

Elle offre des avantages santé supplémentaires : ses propriétés antivirales et antimicrobiennes, dues à sa fraction d'acide laurique, ont été démontrées. Son profil en acide gras présente surtout des acides capryliques et lauriques, qui entretiennent les fonctions immunitaires. L'huile de noix de coco possède également un usage médical : elle soigne les candidoses. Sa réputation de guérisseuse est attribuée aux acides gras caproïques que l'on y trouve en plus forte concentration que dans d'autres végétaux.

Une dernière remarque sur la noix de coco. Son eau serait aussi un liquide précieux. Le monde occidental commence juste à découvrir les propriétés qui font depuis toujours son succès dans les régions tropicales. L'eau de noix de coco est faible en calories, stimule le métabolisme et présente un équilibre naturel en sodium, potassium, calcium et magnésium, qui en fait une vraie boisson minérale. Elle possède aussi des propriétés antivirales, antifongiques et antimicrobiennes. Elle soigne les dégâts causés par les antibiotiques et les toxines dans le tube digestif, booste la mauvaise circulation sanguine, équilibre le pH et participerait même à la prévention des cancers.

FACTEURS DE CONTRÔLE DE POIDS : antioxydants anti-inflammatoires et autres phytonutriments qui luttent contre l'obésité
MEILLEUR CHOIX : cannelle
CHALLENGERS : curcuma, fenugrec, clou de girofle, quatre-épices, muscade, laurier

Deux règles d'or pour ne pas sombrer dans le cercle vicieux des augmentations et des baisses de la glycémie : éviter les glucides d'index glycémique élevé et consommer les compléments alimentaires (chrome) et les aliments qui stabilisent le taux de glucose (légumineuses, noix, graines, bonnes protéines, tous les membres de la famille de l'oignon, dont l'ail, et légumes verts). Des recherches récentes assurent que l'on peut ajouter à cette liste des épices comme la cannelle, le fenugrec, le clou de girofle et le curcuma.

Meilleur choix : la cannelle

Dans la recherche sur les liens entre la nutrition et les pathologies, les scientifiques ont récemment constaté au cours d'une étude qu'après avoir mangé de la tarte aux pommes, un aliment riche en sucre et en farine raffinée, la glycémie de leurs sujets ne s'élevait pas. Ils ont rapidement déterminé que la présence de cannelle provoquait cette stabilité inattendue du taux de sucre. (Attention ! Ce n'est pas une raison pour vous gaver de tarte aux pommes. Si vous voulez rester mince et en bonne santé : mangez des pommes et saupoudrez-les d'un peu de cannelle !) Ils déterminèrent par la suite que les composés de phytonutriments responsables des effets bénéfiques de la cannelle sur le contrôle glycémique (des flavonoïdes : des antioxydants de la famille des polyphénols) sont les mêmes que ceux des raisins, des baies, du cacao et du thé vert.

Les antioxydants flavonol-3 amplifient l'effet stabilisateur de l'insuline sur le taux de glucose et font décroître la résistance insulinique de deux façons : ils activent tout d'abord les enzymes qui stimulent les récepteurs insuliniques. Souvenez-vous que, lorsqu'on est insulino-résistant, les cellules n'arrivent pas à repérer la présence de l'insuline. En sensibilisant ces récepteurs, on redonne à l'insuline le pouvoir de réduire la glycémie, et ils accentuent ensuite la sensibilité des récepteurs insuliniques des muscles squelettiques (biceps, triceps...).

Parce que les antioxydants flavon-3-ol qui se trouvent dans la cannelle augmentent la sensibilité à l'insuline, ils aident l'organisme à réduire les effets nocifs des glucides à fort index glycémique, et notamment les hauts et les bas du cycle du glucose qui provoquent des fringales glucidiques et une inflammation chronique propice à l'obésité.

L'un des membres de cette équipe de chercheurs, Alam Khan, a approfondi le sujet en testant la cannelle dans le cadre d'une étude clinique. Soixante volontaires atteints de diabète de type 2 furent divisés en deux groupes. La moitié reçut un placebo, tandis que le reste était divisé en trois groupes qui prirent différentes doses de cannelle, sous forme de gélule, des doses équivalant à 0,65 g, 1,35 g ou 4,65 g, pendant vingt jours, juste après les repas.

Ainsi qu'on l'espérait, la glycémie postprandiale (après les repas) baissa sérieusement (de 23 à 30 %) parmi les participants qui prenaient de la cannelle, alors qu'on n'enregistrait aucun changement significatif dans le groupe « placebo ». Plus inattendu, on observa aussi des réductions substantielles des triglycérides (de 23 à 30 %) et du cholestérol total (de 13 à 26 %) chez tous les membres du groupe « cannelle ». Les groupes soumis aux doses les plus fortes affichaient pour leur part des réductions de 10 à 24 % du taux de LDL (mauvais cholestérol).

L'équipe n'était pas au bout de ses surprises : trois semaines après la fin de l'étude, la glycémie du groupe « cannelle » restait stable. La magie métabolique de la cannelle persistait donc, malgré une consommation irrégulière. Pour des raisons qui restent obscures, le groupe qui prenait la plus faible dose de cannelle est celui qui profita le plus durablement de l'amélioration du contrôle du taux de glucose.

L'étude démontra aussi que les composants actifs de la cannelle se trouvent dans la partie de la cannelle qui est soluble dans l'eau et sont absents de l'huile de cannelle, soluble dans les graisses. En plus de la cannelle moulue que l'on ingère directement, on peut se faire un thé à la cannelle et laisser les éléments solides couler vers le fond, ou laisser infuser des bâtons de cannelle, qui donnent un thé plus clair. La cannelle se marie agréablement aux flocons d'avoine, aux salades, aux viandes, aux currys, aux soupes et aux ragoûts. Ses composants actifs ne sont pas détruits par la chaleur.

Pour conclure, ces recherches établirent que la consommation de deux grosses pincées de cannelle par jour apporte des améliorations sensibles des taux de glucose, de cholestérol, de cholestérol LDL et de triglycérides observés précédemment. La consommation de cannelle à ce niveau ne présente aucun danger et ne devrait pas générer d'effet secondaire. Néanmoins elle peut fluidifier le sang. Si vous suivez un traitement particulier ou si vous souffrez d'une maladie chronique, assurez-vous auprès de votre médecin que vous pouvez modifier votre régime alimentaire habituel.

Challengers : curcuma, fenugrec, clou de girofle, etc.

Lors d'un teste sur 49 herbes, épices et plantes médicinales pour déterminer celles qui augmentaient l'activité de l'insuline, la cannelle est arrivée en tête de liste. Les seconds choix, aux résultats les plus approchants, étaient le curcuma et le fenugrec, suivis par le clou de girofle, le quatre-épices, la muscade et les feuilles de laurier.

Les résultats de deux études suggèrent que le curcuma – un des super-aliments riches en polyphénols – permettrait d'abaisser une glycémie élevée. La curcumine, l'un des composants actifs du curcuma, possède des propriétés anti-inflammatoires antioxydantes. Il a été démontré qu'elle réduisait l'inflammation présente dans les tissus cérébraux, en cas de maladie d'Alzheimer. Elle facilite également la digestion, aide à combattre les infections et protège des crises cardiaques. Le curcuma est l'un des ingrédients de base du curry, dont les nombreuses herbes et épices offrent des vertus anti-oxydantes et anti-inflammatoires extraordinaires.

Un autre pilier culinaire indien, le fenugrec (plante aromatique de la famille du trèfle), stabiliserait la glycémie de façon conséquente. Le fenugrec apporte des composés fibreux qui ralentissent la digestion. Résultat, tous les sucres et les amidons à fort index glycémique des aliments qu'il accompagne sont absorbés plus lentement, ce qui empêche la glycémie de s'élever aussi vite qu'elle le ferait ordinairement. Le fenugrec contient également du 4-hydroxyisoleucine, un acide aminé unique qui, chez les diabétiques, améliore le contrôle du taux de sucre et réduit la résistance insulinique. Cet acide aminé pourrait aussi promouvoir le stockage des glucides alimentaires sous forme de glycogène, plutôt que sous forme de graisse corporelle résistante.

SUPER-GROUPE 5 : TOUJOURS PLUS ÉPICÉ POUR BRÛLER LES GRAISSES

FACTEURS DE CONTRÔLE DE POIDS : antioxydants anti-inflammatoires, et phytonutriments qui combattent l'obésité
MEILLEUR CHOIX : piment rouge
CHALLENGERS : piment de Cayenne, piment rouge en poudre, piments oiseaux

Le piment rouge, ou piment mexicain chili, est riche en antioxydants anti-inflammatoires (il apporte des caroténoïdes et des flavonols), tout comme les sauces, les currys et les autres cocktails d'épices tropicales qui en contiennent. Mais les piments rouges méritent une place particulière dans le panthéon des piments, car ils sont des alliés minceur uniques.

Les gastronomies locales de nombreux pays chauds regorgent de ragoûts épicés, alors que leur consommation tend à élever la température du corps, ce qui constitue, à priori, un désavantage sous un climat semi-tropical. À priori seulement, car ces recettes font aussi transpirer ceux qui les mangent, ce qui réduit leur température corporelle. En d'autres termes, à longue échéance, les chili agissent comme « climatiseurs » culinaires.

Les composants épicés des piments sont des composés de phytonutriments appelés « capsaicinoïdes ». L'un d'entre eux, la capsaicine, est le plus abondant. Le capsaicinoïde du chili est celui qui offre le plus d'atouts. La capsaicine exerce des effets anti-inflammatoires puissants, possède des propriétés anticancéreuses et favorise le contrôle des problèmes cardiaques. Elle est également un analgésique topique efficace qui soulage la douleur en inhibant la production d'un neuropeptide appelé « substance P » (SP). Comment augmenter sa consommation de piment rouge sans se mettre le feu aux papilles ? Assaisonnez œufs, fromage blanc, poisson grillé, volaille et autres aliments neutres d'un peu de sauce mexicaine. Une petite goutte de Tabasco fera également l'affaire : elle réveillera soupes, salades, sauces et ragoûts et leur donnera une amusante touche d'exotisme.

La capsaicine facilite un programme minceur sous quatre aspects :

1. elle supprime l'appétit ;

2. elle augmente temporairement le métabolisme, ce qui pousse l'organisme à libérer de l'adrénaline et à brûler sucres (glycogène) et réserves de lipides ;

3. elle stimule la thermogenèse, il est donc logique que la capscaicine soit un composant-phare de nombreux compléments alimentaires en vogue. Et surtout depuis l'interdiction de l'éphédra (peut-être l'agent thermogénique le plus efficace) du fait des risques cardiaques qu'elle induit. Contrairement à l'éphédra, la capsaicine est bonne pour le cœur ;

4. elle inhibe les pics glycémiques pendant environ trente minutes après son ingestion, ce qui réduit la réponse insulinique.

Une équipe nippo-canadienne qui a conduit plusieurs protocoles de recherche sur le sujet a établi que la capsaicine tend à réduire le nombre de calories consommées lors d'un repas. Sa dernière étude, publiée en 2004, avait été conçue pour déterminer si cette conséquence était liée à la sensation de chaleur buccale qu'entraîne la présence de capsaicine, ou si elle était purement physiologique. Elle a démontré qu'une dose importante de capsaicine est nécessaire pour réduire la consommation de calories. Et, heureusement pour ceux qui ne sont pas friands de cuisine épicée, ses résultats indiquent que la capsaicine réduit la consommation de calories dans tous les cas de figure : qu'elle assaisonne les aliments ou qu'on l'avale, au cours du repas, sous forme de gélule.

Meilleur choix : piment rouge (et sauce chili épicée)

Toutes les sources de capsaicine – séchées ou fraîches – possèdent la même propriété, mais j'ai un faible pour les piments entiers (frais ou en boîte). Une préférence pas tout à fait innocente : en plus des capsaicinoïdes et de la vitamine C, les piments entiers contiennent une grande variété de phytonutriments anti-inflammatoires antioxydants et ce, à forte concentration. On y trouve surtout des flavonols incolores (spécialement la quercétine), des anthocyanines colorés (les piments pourpres) et des caroténoïdes (béta-carotène et capsanthine).

Si vous ne supportez pas leur piquant, vous pouvez l'adoucir en retirant les graines qui tapissent leurs parois internes avant de les cuisiner. Souvenez-vous seulement que plus votre repas est « hot », c'est-à-dire plus il regorge de capsaicine, plus il freine l'appétit.

Challenger : piment oiseau ou poudre de piment rouge

Les piments séchés, sous forme de poudre de piment rouge, de flocons ou de paillettes de piments, apportent les bienfaits de la capsaicine tout en épiçant vos petits plats. Ils ne contiennent pas toute la gamme de phytonutriments que l'on trouve dans les piments frais ou en boîte, mais ils constituent néanmoins un complément santé riche en capsaicine.

Le « piment rouge » est le nom générique des produits dérivés du piment en poudre. Parmi les piments rouges, la poudre de piment de Cayenne est la plus épicée. « Poudre de piment rouge » et « flocons de piment rouge » sont des termes interchangeables qui se réfèrent à un mélange de flocons ou de graines de piments séchés. Les industriels ont le choix entre plusieurs variétés de piments pour composer le piment rouge écrasé, mais le piment ancho est le plus courant.

Le piquant du piment s'exprime sur l'échelle de Scoville en unités de force Scoville : elle permet de mesurer et de comparer la force des piments. Les poivrons doux sont au niveau le plus bas, avec zéro unité de force Scoville, alors que les piments habanero trônent en haut de l'échelle, avec 250 000 unités de force Scoville. Plus le piment est mûr, plus il est rouge et piquant. Par conséquent, un jalapeno rouge pique plus qu'un vert. Comme les poivrons, les piments naissent verts, puis deviennent jaune-orange en mûrissant.

Multipliez les expériences pour sélectionner vos piments préférés : ces brefs descriptifs vous donneront quelques lignes directrices.

- Les piments d'Anaheim oscillent de la douceur à un piquant modéré et sont vendus aux deux stades de leur développement : vert et rouge. Les colliers de piments rouges que l'on trouve en magasin, dénommés « ristras », sont généralement composés d'anaheims rouges et bien mûrs. La recette traditionnelle mexicaine des piments farcis est élaborée à partir d'anaheims qui atteignent de 1 000 à 1 500 unités de force Scoville.
- Ancho est le terme appliqué aux piments poblano séchés (leur couleur varie du rouge sombre au marron-noir), mais, parfois par erreur, on utilise ce nom en référence aux poblanos frais. Comme ces derniers, le piquant des piments ancho hésite entre douceur et modération, entre 1 000 et 1 500 unités de force Scoville.
- Les piments de Cayenne figurent parmi les piments les plus piquants et sont souvent vendus sous forme de poudre séchée et moulue, de 30 000 à 50 000 unités de force Scoville.
- Les piments chipotle sont de simples jalapenos fumés. Ils forment la base de la sauce adobo en boîte, 2 500 et 10 000 unités de force Scoville.

- Les habaneros (dits parfois « scotch bonnets ») sont de petits piments jaune-orange en forme de lanterne. Leur piquant est surpassé par quelques rares variétés asiatiques. Il leur faut un petit moment avant de manifester toute leur ampleur : patientez quelques secondes avant de prendre une seconde bouchée de cuisine épicée à l'habanero, car ces piments sont extrêmement piquants. Même si vous arguez d'une résistance hors du commun aux plats épicés, mangez-les avec précaution, et manipulez-les de même, ils affichent 80 000 à 300 000 unités de force Scoville.
- La virulence des piments jalapenos varie beaucoup : ils peuvent être très doux, comme assez piquants. La différence est immédiatement sensible. Les jalapenos sont généralement vendus à leur stade vert sombre, mais on peut en trouver des rouges très mûrs, soit de 2 500 à 5 000 unités de force Scoville.
- Les piments poblanos vont de doux à piquant. Ils sont souvent utilisés – rôtis et pelés – dans des recettes, et encore plus souvent farcis. Unités de force Scoville : 1 000-1 500.
- Les piments Serrano sont des piments très piquants, populaires au Mexique et dans le Sud-Ouest américain, où on les met surtout dans les sauces, généralement quand ils sont encore verts. Entre 10 000 et 23 000 unités de force Scoville.

Ainsi que je l'ai déjà mentionné, ne manipulez pas les piments sans prendre de précaution. Rincez-vous les mains immédiatement après en avoir touché l'intérieur. La capsaicine se loge, tout particulièrement, dans les veines légèrement colorées, les parois internes et les graines. Lavez-vous sans attendre car vous pourriez effleurer vos yeux, ou une autre partie sensible, sans y prendre garde ! En fait, l'astuce consiste à préparer les piments en portant des gants.

Si vous voulez réduire leur piquant, ouvrez-les et retirez les graines et les côtes internes. Pour les adoucir encore, trempez-les dans de l'eau froide salée pendant une heure.

FACTEUR DE CONTRÔLE DE POIDS : antioxydants anti-inflammatoires, protéines, fibres, lignans
MEILLEURS CHOIX : graines de sésame, graines de lin
CHALLENGERS : amandes, noix, noisettes, graines de tournesol, graines de courge

Qu'apportent les noix et les graines si elles sont consommées au quotidien ?

- Elles participent à la prévention des cancers, des maladies cardio-vasculaires et du diabète.
- Elles aident à contrôler le poids en limitant les fringales.
- Elles réduisent les signes du vieillissement comme les rides et le relâchement cutané.

C'est parce que les noix et les graines sont riches en protéines et en bonnes matières grasses qu'une seule petite poignée d'entre elles rassasie pendant plusieurs heures. Depuis des décennies, on prétend que l'en-cas minceur idéal consiste en un assortiment de bâtonnets de carottes, de branches de céleri ou de tranches de pommes. Nous savons tous à quel point ce type de collation cale un estomac qui crie famine : pratiquement pas lorsqu'on le consomme nature, sans aucune source de graisses ni de protéines. Il suffit d'y ajouter quelques noix, ou de tartiner de beurre d'amandes fraîches ou de tahini (pâte de sésame) la branche de céleri ou la tranche de pomme, pour créer une tout autre situation. La faim est satisfaite et le niveau d'énergie maintenu. La matière grasse présente dans les noix ou le beurre de noix facilite l'absorption de phytonutriments vitaux, de vitamines, de minéraux et d'antioxydants anti-inflammatoires que l'on trouve dans les fruits et les légumes. N'hésitez plus à vous faire plaisir en grignotant quelques noix ou graines à l'heure du goûter, ou à en garnir les salades et les plats. La seule exigence ? Un peu de modération : n'en mangez jamais plus d'une petite poignée.

Meilleur choix : les graines de sésame

Question ligne et santé, les dernières recherches font trôner la petite graine de sésame tout en haut de la pyramide des noix et des graines.

Qui l'aurait cru : les graines de sésame sont aujourd'hui célébrées comme le dernier miracle minceur, alors qu'elles sont l'un des plus anciens aliments cultivés au monde. Les graines de sésame et leurs lignans (sésamine et sésamoline), des phytonutriments qui possèdent des propriétés antioxydantes, antifongiques, antibactériennes, antivirales et anticarcinogènes puissantes, offrent de nombreux avantages pour la santé, dont :

- la réduction du cholestérol ;
- une action anti-inflammatoire ;
- une augmentation des taux d'antioxydants ;
- la prévention de l'hypertension artérielle ;
- une augmentation des taux de vitamine E ;
- un apport de calcium : elles en contiennent trois fois plus qu'une quantité équivalente de lait ;
- une richesse en magnésium, un minéral important pour préserver le système nerveux ;
- la protection du foie des dégâts oxydatifs ;
- la facilitation de la combustion des lipides ;
- un effet de synergie : elles travaillent avec des nutriments importants, dont le gamma-tocophérol, l'acide linoléique conjugué (CLA) et l'huile de poisson, pour accroître le pouvoir et la biodisponibilité de ces substances ;
- une stimulation de l'oxydation des acides gras, l'un des mécanismes impliqués dans le contrôle du poids ;
- une protection : lorsqu'on les combine avec de l'huile de poisson, elles exacerbent ses effets anti-inflammatoires en la

protégeant de la peroxydation lipidique (le mécanisme par lequel les acides gras sont oxydés).

Selon un article très bien documenté, publié sur le site Web Life Extension (www.lef.org), de nombreuses recherches ont établi que les lignans du sésame pourraient accroître l'oxydation des acides gras dans le foie. Les scientifiques pensent que si l'on maximise cette oxydation, les graisses pourraient fondre. Des études en ce sens ont été conduites sur des animaux. Après avoir donné de la sésamine (le lignan du sésame) à des rats, un accroissement significatif de l'activité de nombreuses enzymes d'oxydation des acides gras a été observé. Cette activité s'est accélérée chez les rats qui prenaient de l'huile de poisson en association avec de la sésamine. Dans une autre étude, l'addition de sésamine à des acides linoléiques conjugués (CLA), un acide gras connu pour promouvoir la perte de poids, faisait mincir encore plus efficacement, ainsi que l'attestait le poids des tissus adipeux. Les lignans du sésame semblent donc entraîner un effet de synergie : ils améliorent les avantages de l'huile de poisson et du CLA, favorisent une combustion optimale des graisses et maintiennent un poids idéal.

Malheureusement notre connaissance intime des graines de sésame se limite à celles qui décorent la partie supérieure des Big Mac. Pour mieux profiter de leurs avantages, il est temps de s'intéresser de plus près à l'hoummos. Cet aliment typique de la cuisine du Moyen-Orient est souvent assaisonné de tahini, une sauce riche et crémeuse à base de graines de sésames réduites en purée. Grâce à ses nombreux bénéfices santé et minceur, cette antique graine retrouvera peut-être sa place dans l'alimentation moderne.

Meilleur choix : les graines de lin

Les graines de lin agrémentent de nombreux plats. Elles contiennent :

- de grandes quantités d'acides gras Oméga-3 et d'acide alpha-linolénique (ALA), un acide gras essentiel que l'organisme ne parvient pas à synthétiser à partir d'autres nutriments ;
- de très grandes quantités de fibres alimentaires, tant solubles qu'insolubles ;
- des lignans à action anticarcinogène visible ;
- des nutriments, dont les protéines, les glucides et les minéraux ;
- une grande concentration en potassium.

Si l'on en croit le ministère de l'Agriculture américain, les graines de lin présentent 27 composés identifiables qui participent à la prévention du cancer. Les résultats cliniques des études médicales abondent. Elles concluent que les graines de lin ont un impact positif sur la santé en général et peuvent être utiles dans :

- le cancer,
- la perte de poids,
- les maladies cardio-vasculaires,
- le diabète,
- l'hypertension.

Les autres particularités d'un régime riche en lin :

- la réduction du cholestérol LDL et des triglycérides,
- des effets anti-inflammatoires,
- des effets laxatifs naturels de la fibre alimentaire,
- un contrôle glycémique chez les diabétiques,
- un adoucissement de la peau et une amélioration de la qualité de la fourrure des animaux,
- la réduction du psoriasis humain, observée aussi chez certains animaux,

- une amélioration dans les maladies rénales (néphropathie lupique) avec des effets positifs sur les lipides plasmiques et la pression sanguine.

Pour en bénéficier, consommez entre 30 et 50 g de graines de lin par jour. Achetez toujours des graines de lin bio, que vous moudrez vous-même avant chaque utilisation pour en préserver les propriétés. Conservez-les au freezer. Vous pouvez aussi opter pour l'huile de lin bio pressée à froid. Achetez-la en petite quantité et gardez-la au frigo pour éviter qu'elle rancisse : ce qui peut toujours arriver avec les noix, les graines et leurs huiles.

Challengers : amandes, noix, noisettes, graines de tournesol, graines de courge

Un nouveau geste santé : le grignotage quotidien d'un assortiment varié de noix et de graines. Et particulièrement :

- les amandes : riches en riboflavine, cuivre, magnésium et vitamine E, 50 g d'amandes apportent 4 g de fibres. Elles sont aussi une excellente source de calcium;
- les noix : une bonne source d'acide linoléique, qui peut se convertir en acides gras Oméga-3. Par ailleurs, les noix sont riches en cuivre et en manganèse;
- les noisettes : elles contiennent presque 91 % de matière grasse mono-insaturée et moins de 4 % de graisse saturée. Plus de trente études ont constaté une réduction du cholestérol sanguin total ainsi que du cholestérol LDL chez les patients qui consomment des noisettes dans le cadre d'un régime pauvre en graisses saturées. Selon elles, une telle baisse serait due à leur forte teneur en acides gras mono-insaturés. Les noisettes apportent également une quantité significative de protéines, de fibres, de fer, de phosphore, de vitamines B_1, B_2, C et E, des folates et bien d'autres nutriments essentiels;

– les graines de tournesol : une excellente source de vitamine E qui neutralise les radicaux libres et réduit le risque de maladies cardio-vasculaires. Elles sont également une bonne source de magnésium, un élément essentiel à la santé des os, pour la réduction de la tension artérielle et la prévention des migraines. Elles apportent également du sélénium, un minéral trace dont il a été démontré qu'il inhibait la prolifération des cellules cancéreuses ;
– les graines de courge : elles contiennent des cucurbitacines, des agents chimiques qui empêchent l'organisme de convertir la testostérone en dihydrotestostérone, une forme plus puissante de cette hormone. Inhiber cette conversion entraîne une baisse de production de cellules prostatiques et freine ainsi l'expansion de la taille de la prostate. Les graines de courges apportent également du zinc, qui lutte contre l'ostéoporose et éclaircit le teint.

SUPER-GROUPE 7 : HARICOTS SECS ET LENTILLES POUR STABILISER LA GLYCÉMIE

FACTEURS DE CONTRÔLE DE POIDS : fibres, amidon résistant, inhibiteurs d'amylase et phytonutriments qui luttent contre l'obésité
MEILLEURS CHOIX : haricots secs (dont les Soissons, pinto, blancs, rouges et noirs), haricots mungo, lentilles et pois chiches
CHALLENGERS : tous sont recommandés

Croyez-le ou non, il existe un groupe alimentaire « amidonné » qui assouvit totalement la faim, satisfait les besoins en énergie et en protéines, délivre des phytonutriments anti-inflammatoires antioxydants, brûle les graisses corporelles et modère les taux sanguins de glucose et d'insuline ! Ce groupe alimentaire est celui des légumineuses : haricots secs, lentilles et consorts. Ces aliments de base, simples et bon marché, sont autant utilisés dans les recettes traditionnelles que par les fans de cuisine ethnique. Il faut dire qu'ils sont amplement satisfaisants sur le plan nutritionnel et des alliés de première force dans la bataille pour la minceur. Les faits parlent d'eux-mêmes : les haricots entraînent une meilleure combustion des graisses, stabilisent mieux la glycémie et apportent beaucoup plus de protéines que n'importe quelle autre plante.

Un repas composé de légumineuses élève très lentement, et relativement peu, la glycémie. Il modère également la présence de sucre dans le sang au cours du repas suivant, que ce dernier comporte des haricots ou non. Les effets bénéfiques des légumineuses se manifestent lorsqu'on les associe à des aliments à index glycémique relativement élevé (sucres, produits composés de farines raffinées). Cela ne les empêche pas d'exercer leur influence stabilisatrice sur les taux de glucose et les taux subséquents d'insuline.

Les légumineuses doivent leur efficacité sur le contrôle du poids à quatre facteurs :

1. Les fibres : les amidons indigestes, que nous appelons des fibres et dont les haricots regorgent particulièrement, sont nourrissants et calment la faim, même si on les mange en petites quantités, tout en stabilisant le glucose sanguin. Deux phénomènes qui favorisent la minceur. Un grand nombre d'études montrent que, après ajustement à tous les autres facteurs, une consommation accrue de fibres est associée à un poids corporel moindre, à un indice de masse corporel plus bas (le rapport poids/taille) et à une réduction de la masse grasse. Les résultats des études cliniques sont plus mitigés. Mais, dans la plupart des cas, quand les patients augmentent leur consommation de fibres, on observe une baisse de leur consommation générale d'aliments et donc de leur poids.

2. Les amidons résistants : ces glucides complexes, comparables aux fibres, sont les héros méconnus de la minceur. Ils augmentent la vitesse à laquelle l'organisme brûle la graisse corporelle, ne provoquent pas de pics glycémiques et évitent que les autres aliments du repas, à index glycémique plus élevé, le fassent. Ainsi que le sous-entend son nom, l'amidon résistant résiste à la digestion et à l'absorption, au cours de son passage dans l'intestin grêle, là où la plupart des amidons alimentaires sont digérés. Puis il passe dans le côlon, où il se comporte sensiblement comme les fibres insolubles, favorisant la croissance de bactéries bénéfiques et la production d'acides gras, qui préviennent les maladies.

   Contrairement à une vraie fibre, une partie de l'amidon résistant alimentaire finit par être digérée, mais ce mécanisme se produit trop lentement pour entraîner un pic glycémique. Ainsi manger une petite quantité d'amidon résistant (une poignée de haricots ou de pois chiches, par exemple) empêche les autres aliments du repas, à index glycémique plus élevé, de générer des montées inflammatoires dans les taux de sucre et d'insuline. Et les études cliniques montrent encore que l'amidon résistant améliore à long terme la sensibilité insulinique, grâce à son effet probiotique d'augmentation de la fermentation dans le tube digestif.

Comme les Oméga-3, l'amidon résistant possède la rare capacité d'accélérer la combustion des graisses, ainsi que l'a démontrée une remarquable étude clinique conduite sur une échelle réduite mais représentative. Ses auteurs ont établi que lorsque les participants mangeaient un repas contenant une petite quantité d'amidon résistant, la vitesse à laquelle leur organisme brûlait les réserves lipidiques augmentait de plus de 20 % en 24 heures !

3. Les phytonutriments pigmentés : les pigments qui colorent les haricots (surtout le même type d'anthocyanines qui teinte les baies) sont également des agents antioxydants anti-inflammatoires. L'anthocyanine, très présente dans les haricots, est un phytonutriment connu pour son contrôle modeste du glucose sanguin et son effet modérateur de l'impact inflammatoire des sucres alimentaires et des amidons standard.

4. Les inhibiteurs d'amylase : les haricots contiennent des phytonutriments appelés « inhibiteurs d'amylase » qui bloquent l'action de l'enzyme (amylase) nécessaire à la digestion des amidons. En théorie, cela devrait empêcher la digestion d'une partie de l'amidon contenu par les haricots eux-mêmes, ainsi que l'amidon des autres aliments consommés avec les haricots. Néanmoins, j'ai placé les inhibiteurs d'amylase en bas de la liste des avantages des légumineuses car on ne sait pas encore à quel point les inhibiteurs d'amylase des haricots sont efficaces, comparés à ceux qui sont pris sous forme de compléments alimentaires. Une perte de poids mesurable, résultant des inhibiteurs d'amylases

alimentaires, n'a été confirmée que dans des études cliniques testant des compléments contenant de la phaséolamine, un inhibiteur d'amylase extrait des haricots blancs.

Parmi les aliments naturels non raffinés, les légumineuses présentent les plus hauts pourcentages d'amidon résistant, suivies, à une certaine distance, par les céréales complètes, non raffinées. Les taux élevés d'amidon résistant dans ces deux familles d'aliments complets pourraient expliquer pourquoi, dans les études de population, les personnes dont l'apport protéinique provient de sources plus végétales qu'animales présentent des indices plus sains de masse corporelle. Les fibres jouent sans aucun doute un rôle important dans le maintien d'un poids idéal.

Les haricots, les lentilles et les pois chiches offrent un mélange parfaitement proportionné d'amidon résistant, de fibres, de protéines et de phytonutriments antioxydants et anti-inflammatoires. En conséquence, les légumineuses exercent un effet aussi puissant sur la régulation de la glycémie que les médicaments spécifiques, sans leurs effets secondaires néfastes.

Les légumineuses sont également une astucieuse source de protéines, même si elles n'apportent pas les avantages des Oméga-3 du poisson. Elles se présentent sous une multiplicité de saveurs, de formes, de tailles et de textures, et se prêtent à une vaste palette d'utilisations, ce qui facilite les mariages avec les autres ingrédients du repas.

Faites votre choix parmi des variétés populaires comme les haricots blancs, noirs, pinto, Soissons, rouges, pois chiches et lentilles. Votre alimentation s'en portera mieux, tant sur le plan nutritionnel que sur le plan gustatif.

La légumineuse à index glycémique le plus bas

Une légumineuse du sous-continent indien, peu familière mais facile à trouver, pourrait bien battre tous les records de faible impact sur la glycémie. Cette légumineuse est une lentille, nommée le « chana gram dal » et provient d'une variété distincte de la plante qui donne des pois chiches jaunes et dodus.

Le chana dal est beaucoup plus petit et sombre, et il est très riche en fibres et en phytonutriments. On trouve deux sortes de pois chiches en épicerie, le pois chiche asiatique « desi » (chana dal) et le pois chiche méditerranéen « kabuli » (pois chiche jaune standard). Alors que les pois chiches standard sont déjà assez bas dans l'index glycémique, le chana dal l'est encore plus et remporte ainsi le titre de stabilisateur de glycémie vedette de la famille des légumineuses.

SUPER-GROUPE 8 : PRODUITS LAITIERS PROBIOTIQUES ALLÉGÉS, DU CALCIUM POUR LA BONNE SANTÉ DES OS ET LA MINCEUR

FACTEUR DE CONTRÔLE DE POIDS : armes nutraceutiques contre l'obésité
MEILLEUR CHOIX : yaourt sans matière grasse
CHALLENGER : kéfir sans matière grasse, lait acidophile

Les personnes de plus de cinquante ans se souviennent peut-être de l'époque où le yaourt était un article obscur, que l'on trouvait seulement dans les communautés hippies et les épiceries ethniques. Mais, au côté de bien d'autres innovations culturelles importantes des années 60, le yaourt a peu à peu rejoint la culture de masse. Au milieu des années 70, le yaourt sans matière grasse devenait un aliment de régime populaire, surtout parmi les femmes. Il faisait figure de substitut basse calorie idéal aux déjeuners traditionnels, composés de sandwichs viande-fromage ou de burger frites. Personne n'imaginait alors qu'il pouvait avoir une corrélation directe avec l'amincissement. Une théorie qui reste d'ailleurs, encore aujourd'hui, sujette à caution. Les informations disponibles sont contradictoires. De nombreuses études indiquent que le calcium ingéré sous forme de complément alimentaire, ou via des produits laitiers riches en calcium, facilite la perte de poids. Les auteurs d'une revue de littérature scientifique l'affirment : « Une consommation régulière de 300 mg de calcium est associée à environ 1 kg de moins de graisse corporelle chez les enfants, et de 2,5 à 3 kg de moins chez les adultes. Ces données suggèrent que l'augmentation de la consommation de calcium à deux portions par jour, pourrait réduire le risque de surpoids de façon substantielle, peut-être même jusqu'à 70 %. »

Ma confiance dans les pouvoirs amincissants des produits laitiers allégés est étayée par des indicateurs sérieux qui montrent comment le calcium, et d'autres composés présents dans ce type de produits, pourraient contribuer au contrôle du poids. De nombreuses recherches menées au cours de la dernière décennie tendent à accorder au yaourt un pouvoir amincissant indépendant de son rôle de substitut basse calorie pour des aliments plus caloriques. Cette particularité serait due, en partie, à sa teneur en calcium.

Selon une étude, menée à l'université du Tennessee, le calcium exerce plusieurs actions positives :

- le calcium présent dans les adipocytes contribue au stockage et à la dispersion des graisses;

- les régimes riches en calcium favorisent la combustion des réserves lipidiques existantes;

- les régimes riches en calcium permettent à l'organisme de continuer de brûler les aliments pour produire de la chaleur corporelle (thermogenèse), même quand la consommation de calories est relativement basse. Il est important de ne pas oublier que lorsqu'on est au régime et que l'on réduit sa consommation de calories, le corps s'en rend compte et se met en « mode de famine ». Il réduit son métabolisme et s'accroche avec ténacité à sa graisse corporelle.

Cela dit, lorsque les chercheurs comparèrent les effets des régimes contenant des quantités comparables de calcium, les résultats montrèrent que le seul calcium contenu dans les produits laitiers ne pouvait justifier l'amincissement constaté. Selon les auteurs d'une revue de littérature scientifique publiée en 2004 : « Les sources de calcium d'origine laitière atténuent de façon marquée la prise de poids et de graisses, et accélère la perte lipidique à un plus grand degré que ne le fait le calcium ingéré sous forme de complément alimentaire. »

Les scientifiques attribuent la fonte des kilos, liée à la consommation de produits laitiers, à deux composants du lait :

- la protéine de petit-lait, qui accroît le transport du glucose et inhibe la production d'angiotensine II, un composé corporel qui déclenche la production de graisse ;

- les acides aminés à chaînes branchées, qui permettent de conserver la masse musculaire.

Ces deux facteurs nutraceutiques agissent en synergie avec le calcium pour empêcher la transformation des calories en graisse corporelle. En d'autres termes, si une consommation adéquate de calcium est importante pour le contrôle du poids, les produits laitiers en constituent la meilleure source pour gagner la bataille contre les rondeurs.

Meilleur choix : le yaourt sans matière grasse

Je ne fais preuve d'aucune audace en portant le yaourt sans matière grasse en tête de liste : c'est sur lui que le plus grand nombre d'études a porté. Personnellement, je suis convaincu que le kéfir possède autant de vertus.

L'un des tests cliniques, qui montre les effets positifs des produits laitiers, comparait les effets de la consommation de yaourt et de l'ingestion de calcium sous forme de complément. Les résultats étaient très encourageants :

- les participants qui mangeaient du yaourt perdirent environ 5 kg de graisse, alors que le groupe qui prenait des compléments alimentaires de calcium n'en perdit que 3 ;

- le tour de taille des mangeurs de yaourt régressa de près de 4 cm, alors que celui des compléments ne perdit qu'un demi-centimètre environ. Certes, le groupe « yaourt » consomma plus de calcium que l'autre, mais sa consommation la plus haute, soit 650 mg de plus par jour, ne suffit pas à justifier un tel succès, surtout en deux mois ;

- 60 % de la perte de poids du groupe des mangeurs de yaourt (un pourcentage impressionnant) fut constituée de graisse abdominale. Un chiffre qui tombe à 26 % pour le groupe « compléments ». Souvenez-vous que la graisse abdominale est la plus difficile à perdre. Ses adipocytes émettent constamment des messagers chimiques toxiques pro inflammatoires (les cytokines) qui menacent la santé, et réduisent sérieusement les perspectives d'un régime minceur réussi ;

- le yaourt fut environ deux fois plus efficace pour préserver la masse musculaire, le seul type de tissu qui brûle des calories quand le corps est au repos.

Le yaourt apporte de nombreux avantages pour la santé, hormis son potentiel minceur, grâce à deux ferments naturels (Streptococcus thermophilus et/ou Lactobacillus bulgaricus), qui transforment le lait en yaourt, et aux bifidobacterium, L. acidophilus, L. rhamnosus et/ou L. reuteri, des bactéries probiotiques qu'on lui ajoute souvent en cours de production. Contrairement aux antibiotiques, qui empoisonnent les bactéries pathogènes, les bactéries probiotiques entrent en compétition avec les bactéries pathogènes présentes dans l'intestin et limitent leur prolifération. Les bactéries bénéfiques facilitent une bonne digestion, boostent la fonction immunitaire et augmentent la résistance à l'infection. Une consommation régulière d'aliments riches en probiotiques, comme le yaourt, participerait à la réduction du cholestérol et à la prévention des infections vaginales, des infections des voies respiratoires supérieures, des ulcères et de certains cancers.

À chaque fois que cela est possible, préférez les yaourts bio. Les produits laitiers conventionnels peuvent contenir des résidus d'antibiotique qui sont donnés aux vaches pour les soigner ou pour prévenir les inflammations des pis (mammites) provoquées par une production de lait supérieure à la normale. Évitez les yaourts gorgés d'épaississants et de stabilisateurs : ils cachent leur mauvaise qualité. Achetez des yaourts non sucrés. Les sucres et les fruits ajoutés pourraient gêner la survie des ferments qui font du yaourt et des autres produits laitiers fermentés (kéfir, lait acidophile) des aliments intéressants pour la santé. Pour rendre le yaourt nature plus savoureux, ajoutez-lui vous-même des fruits et des baies fraîches, des noix et des graines, voire une pincée de cannelle.

Challengers : kéfir sans matière grasse et lait acidophile

– Kéfir : les cavaliers nomades de Gengis Khan, l'invincible Horde d'Or, n'ont pas seulement semé la mort et la destruction sur leur passage. Ils ont aussi apporté à l'Ouest une forme primitive de démocratie, et de nutrition « probiotique ». Confrontés à d'interminables chevauchées sans une minute à consacrer à la recherche de la nourriture, les cavaliers Mongols transportaient du lait de jument dans des gourdes en cuir. Celui-ci fermentait et produisait une boisson riche et acide appelée *koumis.* Les descendants des hordes mongoles qui s'installèrent dans les montagnes du Caucase, au sud de la Russie, mirent au point l'héritier du *koumis,* le kéfir, une boisson laitière épaisse très rafraîchissante. Par chance, la variation contemporaine de la boisson équine longue conservation de la cavalerie mongole est probablement meilleure pour la santé et, en tout cas, bien plus appétissante.

Le kéfir est composé de lait, d'un mélange de levures et de cultures de bactéries lactobacilles appelées « graines de kéfir ». Ces ferments libèrent la petite quantité de dioxyde de carbone, d'alcool et de composés aromatiques qui donne au kéfir son goût légèrement gazeux et acidulé.

En plus d'apporter des bactéries vivantes, bénéfiques et probiotiques, le kéfir que l'on trouve dans le commerce contient de l'inuline ajoutée ou des fructo-oligosaccharides. Ils appartiennent à la famille des glucides complexes sur lesquels se multiplient les bonnes bactéries. Le kéfir contient aussi des glucides particuliers (polysaccharides) appelées « kéfiran », dont les effets physiologiques expliquent certains de ses atouts santé.

La recherche moderne indique que le kéfir stimule le système immunitaire et améliore la digestion du lactose (sucre de lait). Il inhibe aussi les tumeurs, les champignons et autres agents pathogènes, dont la bactérie Helicobacter pylori qui provoque la plupart des ulcères. Les médecins russes, ou d'Asie centrale, prescrivent du kéfir dans le cadre de nombreuses maladies : cholestérol élevé, allergies, syndrome métabolique, tuberculose, cancer et désordres gastro-intestinaux.

La majorité des hypermarchés et des magasins d'alimentation naturelle vend du kéfir et j'espère que le reste du circuit commercial ne tardera plus à suivre leur exemple. Comme pour le yaourt, évitez les produits sucrés. Achetez du kéfir nature, et pour lui donner du goût, mélangez-lui des baies ou d'autres fruits à index glycémique bas et riches en fibres. Pour ma part, j'y ajoute une giclée de jus d'açai hautement antioxydant, de jus de grenade ou de quelques gouttes d'une boisson « verte » à base de blé, d'orge en herbe ou de jeunes légumes verts.

– Lait acidophile : comme son nom l'indique, le lait acidophile est un lait tout simple, auquel on a ajouté du L. acidophilus, une bactérie probiotique bénéfique. Mais, contrairement au yaourt et au kéfir, on ne le laisse pas fermenter et épaissir. Optez pour le lait acidophile si vous devez boire du lait ou l'utiliser comme ingrédient dans des recettes qui n'exigent pas une chaleur intense (trop de chaleur tuerait la bactérie).

SUPER-GROUPE 9 : CÉRÉALES COMPLÈTES À L'ANCIENNE

FACTEURS DE CONTRÔLE DE POIDS : fibres, antioxydants anti-inflammatoires et autres phytonutriments qui luttent contre l'obésité
MEILLEURS CHOIX : sarrasin (blé noir), avoine
CHALLENGER : orge

Les lecteurs de mes livres précédents savent que je ne suis pas un inconditionnel des glucides à index glycémique élevé – les sucres et les produits céréaliers raffinés – qui dominent le régime alimentaire occidental standard. En vérité, je les tiens (avec le manque d'acides gras essentiels Oméga-3) pour responsables de la grande majorité des problèmes de santé (dont le diabète de type 2 et l'obésité) qui accablent actuellement une bonne partie du monde industrialisé. Ainsi que nous l'avons vu, ces aliments élèvent rapidement et sensiblement la glycémie, ce qui entraîne une réponse insulinique qui conduit, à son tour, à des fringales glucidiques. Vous vous demandez peut-être, vu les soucis que me donnent les glucides, pourquoi j'ajoute des céréales riches en glucides à une liste d'aliments amincissants ? La réponse se trouve dans la distinction capitale entre les céréales complètes, riches en fibres et à faible index glycémique, et les aliments céréaliers à index glycémique élevé, raffinés et sans fibre. Ils comprennent la vaste majorité des pains, dont le prétendu « complet », les pâtes, les petits gâteaux, les crackers, les gâteaux apéritifs, les chips et les pâtisseries.

Plusieurs études à grande échelle qui ont examiné le rapport entre la consommation de céréales complètes et la minceur sont arrivées à la même conclusion : les consommateurs de céréales complètes courent moins de risque d'être en surpoids.

En 2003 et en 2004, par exemple, des chercheurs de l'université d'Harvard ont publié les résultats de deux études qui examinaient des schémas d'alimentation et de variations de poids.

Une des deux analyses portait sur plus de 27 000 hommes, suivis pendant une période de huit ans (1986-1994). Résultat : ceux qui consommaient le plus de céréales complètes pesaient moins que ceux qui en consommaient le moins.

La seconde étude observait les schémas de prise de poids chez 74 091 infirmières américaines, suivies sur une période de dix ans (1984-1994). Elle produisit des découvertes similaires. Les infirmières qui consommaient le plus de céréales complètes, riches en fibres, prenaient moins de poids. Celles qui consommaient des aliments comportant des céréales raffinées étaient plus sujettes aux kilos en trop.

Les résultats de ces longues études d'observation sont tout à fait logiques. Il y a des causes physiologiques à ce que les céréales complètes favorisent la stabilité du poids :

- les céréales complètes, riches en fibres, satisfont la faim bien mieux, plus vite et pendant plus longtemps que les farines raffinées ;

- les céréales complètes semblent accroître la sensibilité insulinique, tant chez les personnes dotées d'une tolérance normale au glucose que chez celles dont la tolérance au glucose est moindre ;

- les fibres indigestes, présentes dans les céréales complètes, empêchent la glycémie de s'élever rapidement ou d'atteindre des niveaux trop élevés, en réaction aux glucides digestes que l'on trouve dans les céréales ;

- les céréales complètes contiennent le même type de lignans bénéfiques que les graines de lin. Ils participent à la prévention du cancer, et particulièrement l'enterolactone, qui améliore le contrôle du glucose sanguin et retarde le mécanisme qui conduit à la résistance insulinique (les céréales raffinées contiennent très peu, voire pas du tout de ce lignan) ;

- en plus des fibres, l'enveloppe extérieure de son des céréales, que l'on ne trouve que dans les produits complets, est riche en minéraux, en antioxydants, en lignans, en acides gras poly-insaturés, en stanols et autres phytonutriments bénéfiques ;

- comme les fruits et les légumes colorés, les céréales complètes sont des sources substantielles d'antioxydants, dont certains poussent à la combustion de la graisse corporelle et stabilisent les taux de glucose sanguins.

Meilleur choix : le sarrasin (blé noir)

Le sarrasin est incroyablement nourrissant et bon pour la santé. Il piétine en bas de l'index glycémique et possède une charge glycémique moyenne. Comme celui des légumineuses, l'amidon du sarrasin est « résistant », ce qui, avec les protéines uniques qu'il contient, aide à réduire la glycémie au cours des repas et longtemps après.

Le sarrasin apporte plus de protéines que le riz, le blé, le millet ou le maïs et, contrairement à ces céréales, il contient de la lysine et de l'arginine : deux des huit acides aminés nécessaires à l'organisme pour qu'il fabrique des protéines. En outre le sarrasin ne contient aucun gluten potentiellement problématique – la plus grande source de protéines du blé, du seigle et de l'orge –, ce qui le rend absolument inoffensif pour les personnes qui digèrent difficilement le gluten.

Il possède, par ailleurs, des propriétés uniques qui en font un excellent atout pour la santé et un moyen de contrôle glycémique :

- le sarrasin est, de loin, la plus riche source alimentaire de fagopyritols, des composés glucidiques rares. Et plus particulièrement de D-chiro-inosotol, un composé qui, chez les rats diabétiques, réduit la glycémie de façon significative ;

- les protéines du sarrasin le placent en tête de liste pour réduire le cholestérol ;

- le sarrasin contient peu de matières grasses et une bonne partie d'entre elles (30 à 45 %) sont de type mono-insaturé. celles qui font des olives et de l'huile d'olive des aliments si précieux pour la prévention des maladies cardio-vasculaires ;

- les protéines du sarrasin inhibent partiellement l'enzyme de conversion de l'angiotensine (ACE), une protéine responsable de la contraction des vaisseaux sanguins, ce qui abaisse la pression artérielle ;

- il contient plus de minéraux que les autres céréales, surtout du zinc, du cuivre et du manganèse, et ceux-ci sont plus facilement absorbés qu'en provenance d'autres sources ;

- comme l'avoine et contrairement à la plupart des céréales, dont les fibres sont généralement insolubles, une partie considérable des fibres de sarrasin est soluble, ce qui réduit les taux de cholestérol sanguin et le risque de cancer du côlon ;

- le sarrasin est riche en polyphénols anti-inflammatoires antioxydants, et particulièrement la rutine, au rôle vasoprotecteur : elle réduit la pression sanguine, renforce les parois des vaisseaux sanguins et participe à la prévention des hémorroïdes ou des varices.

Bien qu'on l'assimile à une céréale, le sarrasin est, en réalité, la graine d'une plante similaire à la rhubarbe. Nous utilisons surtout le sarrasin dans la confection des crêpes ou du « kasha », du gruau de sarrasin grillé qui constitue un plat d'accompagnement très prisé en Europe de l'Est pour son goût de noisette. De nombreuses cuisinières de cette région du globe font mijoter le kasha dans du bouillon avec des oignons, de l'huile et du persil frais. Pour mon bol de céréales chaudes du matin, je fais cuire du sarrasin et de l'avoine dans de l'eau. J'y incorpore, après cuisson, des baies, des graines de sésame ou des graines de lin moulues et de la cannelle pour profiter au maximum de leurs propriétés nutritionnelles et de leurs effets stabilisateurs de la glycémie.

Êtes-vous allergique au blé ?

Environ 1 personne sur 133 est allergique au gluten, une substance que l'on trouve dans le blé et d'autres graines. On considérait traditionnellement l'avoine comme toxique pour les personnes allergiques au gluten ou au blé, mais des études scientifiques récentes viennent de démontrer l'inverse. Curieusement, la difficulté à digérer le gluten du blé semble surtout affecter les patients d'origine européenne (particulièrement de l'Europe du Nord, mais de nombreux groupes ethniques sont aussi concernés), et les femmes seraient plus touchées que les hommes. Cette allergie est insidieuse, car elle entraîne des symptômes variés dont beaucoup n'ont aucune relation avec la digestion, et elle peut apparaître du jour au lendemain, à tout âge.

Si un membre de votre famille est allergique au blé ou au gluten, il est sage de procéder à quelques vérifications. La manifestation extrême de cette allergie est la maladie cœliaque, qui peut endommager l'intestin et causer une forme sévère de malnutrition, bien avant qu'on en ressente les symptômes. Si vous croyez être intolérant au gluten et si vous éprouvez le besoin d'en savoir plus, allez faire un tour sur www.celiac.com pour une description détaillée et compréhensible de cette maladie. On vous expliquera aussi comment obtenir un diagnostic correct.

Au fil des années, j'ai observé qu'un certain nombre de mes patients présentait un très petit degré d'allergie au gluten ou au blé. Celle-ci se manifeste par une très légère augmentation de l'inflammation infraclinique et par une grande fatigue. C'est pourquoi je déconseille le blé et les autres céréales riches en gluten : malgré les statistiques, je suis convaincu que nous sommes nombreux à être plus ou moins affectés.

En Asie, on l'utilise surtout pour la confection des nouilles soba (pâtes japonaises). Un excellent substitut aux pâtes à la farine de blé et qui ne nécessite que cinq minutes de cuisson. On en trouve dans les supermarchés asiatiques, les magasins bio et sur le Web. Lorsque je suis pressé, je prépare l'accompagnement de mon saumon grillé en mélangeant de l'ail, du basilic, de l'huile d'olive, des pignons grillés à la poêle, des oignons sautés et des légumes à la vapeur avec des nouilles soba épicées. Vingt minutes plus tard, c'est prêt ! Que le mot « nouilles » ne vous effraie pas : celles-ci affichent seulement 46 sur l'index glycémique, et tout ce qui se trouve sous la barre des 50 est considéré comme un aliment à faible index glycémique.

Meilleur choix : l'avoine

L'avoine a la réputation d'être une céréale bonne pour le cœur. Or, si les fibres béta-glucan qu'on trouve dans l'avoine – et l'orge – et qui réduisent le cholestérol sont importantes pour la santé cardio-vasculaire, elles contribuent aussi au contrôle du poids. Autre avantage : cette céréale complète rassasie et limite ainsi les fringales.

La fibre béta-glucan de l'avoine et de l'orge exercerait, par ailleurs, une action bénéfique sur la glycémie. Les résultats d'un test clinique, publié en 2002, montrent que les diabétiques à qui l'on donnait de l'avoine, du son d'avoine ou des aliments enrichis en béta-glucan enregistraient des pics glycémiques bien plus bas et bien plus lents que les volontaires qui consommaient la même quantité de riz blanc ou de pain. Je recommande 75 g d'avoine cuite (sous n'importe quelle forme) par personne et par jour.

En faisant vos provisions d'avoine, optez pour les variétés suivantes :

1. gruau complet. Le grain ressemble à un grand grain de riz. C'est l'avoine à son état le plus naturel. On peut la faire cuire comme le riz brun et c'est d'ailleurs un excellent

substitut au riz. On l'utilise dans les sautés, les risottos, les soupes et les ragoûts ;

2. brisures de gruau d'avoine. Du gruau d'avoine complet, coupé en petits morceaux, et non raffiné. Sa cuisson est identique à celle du gruau grand format. Faites-en la céréale du petit déjeuner, ou utilisez-le en remplacement d'autres graines ;

3. flocons d'avoine. De l'avoine complète roulée ou aplatie. Tous les nutriments sont intacts. Le procédé de roulage lui permet de cuire plus rapidement. Les flocons d'avoine constituent une excellente céréale du matin et agrémentent les potages.

Challenger : l'orge

L'orge n'est pas aussi populaire que l'avoine dans la culture culinaire américaine. On ne l'utilise guère que dans les copieuses soupes à l'orge, réservées aux jours de grand froid. Si le gluten ne vous pose pas de problème, l'orge mérite que vous lui accordiez une attention accrue. Il est aussi nourrissant que délicieux. C'était la céréale nourricière de la Grèce ancienne, où les athlètes se bourraient de plats riches en orge. Les gladiateurs de l'ancienne Rome suivaient l'exemple des Grecs de si près qu'on les surnommait les « mangeurs d'orge ».

L'orge mondé est le type le plus courant. Seule l'enveloppe indigeste du grain d'orge est retirée. Le son, riche en fibres et bon pour la santé, est conservé. L'orge mondé est plus industrialisé que l'orge entier, mais il contient une plus grande partie de l'enveloppe de son que le type perlé. L'orge perlé est cuit à la vapeur et ciré pour en retirer presque tout le son, ce qui n'est pas recommandé.

L'orge est une graine à index glycémique bas, riche en fibres solubles et insolubles :

- les fibres solubles sont importantes car elles baissent les taux de cholestérol ;

- elles interagissent avec les acides biliaires (des composés produits par le foie à partir du cholestérol), qui sont nécessaires pour digérer correctement la graisse ;

- elles ralentissent la vidange gastrique, exerçant ainsi un effet stabilisateur sur la glycémie ;

- les fibres insolubles, communément appelées « fibres », entretiennent la bonne santé du tube digestif et participent à la prévention des cancers qui l'affectent (le cancer du côlon, par exemple) ;

- cette forte teneur en fibres aide à accélérer le transit intestinal et à se protéger du cancer ;

- l'orge est une bonne source de sélénium, dont il a été démontré que sa consommation réduisait les risques de cancer du côlon ;

- il protège le système cardio-vasculaire grâce à sa teneur en vitamine B niacine ;

- il offre une forte concentration de tocotriénols, la « super » forme de la vitamine E ;

- il contient des lignans antioxydants. Les femmes qui consomment des lignans (également présents à haute dose dans les graines de lin et de sésame) sont moins susceptibles de développer des cancers du sein.

L'orge ajoute du corps aux soupes, mais rien ne vous oblige à le réserver aux potages. Mettez-le à mijoter dans un bouillon avec des oignons et de l'ail frais. Assaisonné de vos épices et de vos herbes préférées, il constituera un excellent accompagnement. Pour réduire son temps de cuisson, faites-le tremper dès la veille au soir. Il se marie très bien avec le saumon et la volaille. Pour un risotto d'orge, laissez-le cuire dans un bouillon de poule, ajoutez des oignons et de l'ail sautés, une pincée de safran et quelques brins de romarin frais.

Consommés avec modération, le sarrasin, l'avoine et l'orge constituent une bonne source de fibres et de glucides à index glycémique bas. Mais attention ! Quand je recommande des céréales complètes, j'entends bien « complètes », c'est-à-dire ni raffinées ni altérées d'aucune façon. J'exclus toutes les préparations « instantanées ». Le processus industriel subi par les céréales à cuisson rapide élimine leurs composants bénéfiques. Les céréales complètes possèdent une saveur de noisette et une texture un peu épaisse. Il est bien dommage que le monde occidental préfère la farine de blé à toute autre. C'est un aliment pauvre en fibres et à fort index glycémique, que je déconseille pour les raisons suivantes :

– la valeur calorique de la farine blanche raffinée augmente d'environ 10 % à cause de l'élimination de ses composants bénéfiques lors du raffinement ;

– 66 % des vitamines B, 70 % de tous les minéraux, 79 % des fibres et 19 % des protéines environ disparaissent au cours du raffinement.

Il y a encore peu, le monde scientifique sous-estimait lourdement la quantité et l'activité des antioxydants dans les céréales complètes. Une équipe de chercheurs de l'université Cornell a ébranlé les certitudes grâce à une série d'études conçues pour comparer le pouvoir antioxydant réel, c'est-à-dire médicalement significatif, des céréales complètes et des céréales raffinées. Elle a découvert que les céréales complètes possèdent autant, voire plus, de pouvoir antioxydant que les fruits et les légumes. Et elle a établi que plus de 80 % des antioxydants d'une céréale complète se trouvent dans le son et le germe, précisément ce qu'on retire au cours du mécanisme de raffinement. Les découvertes de l'équipe de Cornell expliquent peut-être pourquoi les populations qui se nourrissent de céréales complètes riches en fibres courent moins de risques d'avoir un cancer du côlon, alors que les tests cliniques qui se sont concentrés sur les seules fibres ont donné des résultats inconsistants. Il semble vraisemblable que la synergie des effets de tous les nutriments présents dans les céréales complètes, dont leurs antioxydants, soit responsable de leurs vertus préventives à l'égard de certains cancers.

Les antioxydants de l'avoine protègent les artères

L'avoine, le son d'avoine et les flocons d'avoine contiennent tous du béta-glucan : un type de fibres particulier qui fait baisser le cholestérol de façon sensible. Une baisse significative de ses taux réduit les risques de maladies cardio-vasculaires et d'infarctus. Or la consommation quotidienne de la quantité de fibres contenues dans un bol d'avoine (3 g) par des patients affichant un taux de cholestérol au-dessus de 220 mg/dl peut faire baisser ce taux de 23 %.

Grâce à une recherche récente, nous savons que l'avoine contient des antioxydants uniques, les avenanthramides, qui sont des composés de phénol comparables aux antioxydants des fruits et légumes. Les avenanthramides de l'avoine ne se contentent pas de réduire le risque de maladies cardio-vasculaires en empêchant les radicaux libres d'endommager le cholestérol LDL, ils retardent également l'apparition de l'athérosclérose, une maladie où les cellules immunes (monocytes) collent aux parois artérielles. Décidément, l'avoine est parée de toutes les vertus pour l'entretien de la santé cardiaque !

FACTEURS DE CONTRÔLE DE POIDS : fibres, aliments basse calorie et basse glycémie, antioxydants anti-inflammatoires et autres phytonutriments qui luttent contre l'obésité
MEILLEURS CHOIX : ail, épinards, chou frisé, brocoli, légumes crucifères
CHALLENGERS : herbes culinaires aromatiques (persil, menthe, romarin, thym, basilic, origan)

Les légumes verts aux couleurs franches sont un cadeau minceur des entrepôts anti-inflammatoires antioxydants de dame nature. Ils méritent donc une place d'honneur dans nos assiettes.

Mes premiers choix sont ceux qui remportent la palme du test ORAC, une mesure scientifique standardisée qui permet d'estimer la valeur antioxydante de chaque fruit et légume. Les légumes verts comme les épinards, le brocoli, le chou et le chou frisé apportent très peu de glucides digestibles, sont très riches en fibres et regorgent littéralement d'antioxydants et d'autres agents phytochimiques protecteurs.

Leur haute teneur en fibres, nous le savons, provoque et fait durer la satiété, et modère l'impact glycémique des aliments sucrés ou amidonnés du repas. Une qualité importante car, selon une étude conduite par le département des sciences de l'alimentation et de la nutrition de l'université du Minnesota publiée en mars 2005 dans la revue *Nutrition,* la consommation moyenne de fibres d'un adulte aux États-Unis couvre moins de la moitié des taux recommandés. Et elle est encore plus basse chez les personnes qui suivent des diètes à la mode, pauvres en glucides, comme les régimes Atkins ou South Beach. Cette étude rappelle ce que nous savons déjà : il y a une forte présomption épidémiologique que la consommation de fibres alimentaires empêche l'obésité. Dans le cadre d'un régime minceur, nous devons ingérer des glucides riches en fibres et à faible index glycémique à chaque repas et à chaque collation pour accompagner les protéines et les graisses.

Les études ont démontré que les individus qui observent quotidiennement un schéma alimentaire pauvre en calories, en graisses saturées et en glucides raffinées, modéré en céréales complètes et riche en fruits et en légume en bénéficiaient à long terme et n'avaient pas besoin de lutter pour contrôler leur poids. Le contraire est vrai pour les individus qui consomment peu de fruits et de légumes. Les participants présentaient tous un IMC (indice de masse corporelle) élevé. Ainsi que je l'ai mentionné, une gestion réussie du poids ne se limite pas à contrôler ce que l'on ne doit pas manger. Il est tout aussi important de manger les aliments dont il est prouvé qu'ils facilitent la perte des kilos et évitent de les reprendre : les légumes et les fruits frais.

Meilleur choix : l'ail

L'ail est un membre star de la famille des alliacées qui comprend aussi les oignons, les poireaux, les échalotes et la ciboule. L'ail contient de l'allicine, un composant particulier que l'on libère en l'écrasant. L'ail apporte plusieurs composés riches en soufre et procure de nombreux avantages santé dont :

- la réduction du cholestérol total et l'augmentation du cholestérol HDL (le bon) ;
- la réduction des toxines ;
- une protection antifongique et antibactérienne ;
- la participation à la prévention de certains cancers, dont celui de l'estomac ;
- la réduction du risque de caillots sanguins, la principale cause d'infarctus du myocarde ;
- la baisse de la tension artérielle ;

– la réduction des risques d'athérosclérose (le durcissement des artères) ;
– une forte activité anti-inflammatoire.

Ce dernier point est celui qui présente le plus d'intérêt pour les candidats à la minceur. Néanmoins, lorsqu'on est trop gros, ses autres avantages devraient être pris en compte, et particulièrement pour la tension artérielle et la protection cardiovasculaire. Comme nous le savons, le surpoids favorise ces problèmes de santé.

L'ail, comme les autres membres de la famille des alliacées, contient des composés qui inhibent la production d'enzymes responsables de l'apparition de prostaglandines inflammatoires et de thromboxanes (deux types d'hormones autocrines connues sous le nom d'eicosanoïdes et génératrices d'inflammation). Mangez de l'ail tous les jours, cru dans les salades, ou légèrement sauté dans de l'huile d'olive, avec tous les excellents légumes dont nous venons de faire la liste.

Meilleurs choix : épinards et chou frisé

Les épinards et le chou frisé sont des légumes aux feuilles vert foncé qui contiennent des caroténoïdes proches de l'astaxanthine, l'antioxydant anti-inflammatoire qui donne au saumon sa couleur rouge ou rose. Ils apportent aussi d'autres antioxydants, comme la lutéine, qui s'associent aux caroténoïdes pour protéger nos yeux de la dégénérescence maculaire et des cataractes, des maladies cardiaques et d'autres problèmes liés à l'âge. Le chou frisé contient également du sulforaphane et des indoles qui pourraient participer à la prévention de certains cancers.

Meilleur choix : brocoli

Les brocolis sont porteurs d'importants phytonutriments anti-inflammatoires (les glucosinolates et les isothiocyanates) particulièrement riches en glucoraphanine, une substance qui booste les défenses immunitaires antioxydantes de l'organisme. Ils contiennent aussi des composés dont il a été démontré qu'ils réduisaient les risques de cancers du sein et du côlon. Par ailleurs, le brocoli joue le rôle d'agent antibactérien contre l'Hélicobacter pylori, la bactérie associée à l'apparition des ulcères de l'estomac. Ainsi que le rapporte l'édition du 10 mai 2004 du *Time*, une étude récente indique que la consommation de brocoli réduirait les risques d'infarctus, d'hypertension artérielle et de maladies cardio-vasculaires : des risques plus élevés lorsqu'on est en surpoids.

Meilleur choix : légumes crucifères

Les légumes crucifères comprennent les brocolis, le chou-fleur, le chou, les choux de Bruxelles, le pak choy (chou chinois) et le chou frisé, mentionné plus haut. Ils renferment de nombreux composants associés à une réduction des risques cancéreux, dont les glucosinolates, l'indole-3-carbinol et plus particulièrement les isothiocyanates, qui sont dérivés des glucosinolates (cf. brocoli, plus haut).

Un des importants phytonutriments de ce groupe, le sulforaphane, bloque la croissance des cellules cancéreuses du sein. Un autre, l'isothiocyanate, stimule l'organisme pour éliminer les carcinogènes potentiels et empêcher les cellules normales de devenir cancéreuses. De plus, toute la famille des crucifères offre une protection antioxydante et anti-inflammatoire particulièrement efficace, ce qui fait de l'ensemble de ce groupe un choix idéal pour *Ma promesse minceur.*

Challenger : les herbes aromatiques culinaires

Les herbes aromatiques gagnent haut la main les meilleurs notes à la course aux antioxydants. Malheureusement, nous les consommons en quantité trop réduite pour qu'elles figurent dans les premiers choix.

Toutes les herbes et les épices offrent une protection anti-oxydante et anti-inflammatoire exceptionnelle. Usez-en le plus généreusement possible à tous les repas. L'inflammation se résorbera et la saveur de vos aliments augmentera.

Ainsi que je l'ai annoncé en début de chapitre, je tiens à vous laisser la liberté du choix. Les aliments de ces 10 super-groupes vous offrent une immense diversité nutritionnelle et des possibilités infinies de menus. Malheureusement, ce n'est pas tout à fait suffisant pour permettre à l'organisme de donner ses meilleures performances. Dans le chapitre suivant, vous comprendrez quels compléments alimentaires sont nécessaires pour grimper au top de la forme. Et y rester !

Chapitre 6

Étape 2 : douze compléments alimentaires qui facilitent la perte de poids et préservent la masse musculaire

« Le succès est une science; si ses conditions sont réunies, vous y parviendrez. »
OSCAR WILDE

Tous les aliments des super-groupes du chapitre précédent ont été choisis pour leurs propriétés amincissantes. Mais pas seulement. Ils permettent de suivre mon régime minceur en entretenant son capital santé et en conservant son énergie. Certains compléments alimentaires poursuivent les mêmes objectifs et remplissent les mêmes conditions.

Les nutriments anti-inflammatoires de *Ma promesse minceur* accélèrent la disparition de la graisse corporelle, préservent la masse musculaire et régulent les taux sanguins de sucre et d'insuline, deux éléments indispensables à la prévention et au traitement de l'obésité. Ces nutriments possèdent une forte activité anti-inflammatoire et antioxydante qui concourent à l'élimination des kilos en trop en toute sécurité.

Au fil des années de nombreux patients m'ont demandé si le seul respect d'un bon régime apportait tous les nutriments nécessaires au processus d'amincissement. Malheureusement, la réponse est non. L'acide alpha-lipoïque, par exemple, est l'un des antioxydants anti-inflammatoires les plus efficaces et les plus bénéfiques, et l'un des nutriments-phares de la lutte contre le vieillissement et les problèmes de poids. Or il n'en existe pas de source alimentaire véritablement adéquate. Pour l'entretien de la forme et pour la gestion du poids, les compléments alimentaires sont indissociables d'un régime minceur.

Je prescris toujours à mes patients un cocktail complet de vitamines et de minéraux. Dans le régime minceur Perricone en 14 jours (chapitre 9), je conseille de commencer la journée avec l'un de mes compléments maison, le « Weight Management Program ». Il apporte les principales vitamines et les minéraux nécessaires à la santé, ainsi que des nutriments plus spécifiques que j'évoquerai dans les pages qui suivent. Vous pouvez également poursuivre votre programme de compléments alimentaires habituels et y ajouter, à votre convenance, certains ou tous les nutriments indiqués.

J'ai surnommé mes compléments préférés les « superstars », à cause de leur pertinence dans un régime minceur : il existe plusieurs excellents compléments qui facilitent vraiment la perte de poids et le maintien de la masse musculaire. Chacun d'entre eux possède une fonction différente, et ils trouvent tous leur place dans mon propre programme quotidien de complémentation.

COMPLÉMENT SUPERSTAR 1 : **HUILE DE POISSON OMÉGA-3**

Les compléments en huile de poisson Oméga-3 (ainsi qu'une alimentation riche en poissons) sont essentiels au succès de tout régime minceur. Il serait difficile d'exagérer les bienfaits des acides gras essentiels auxquels j'ai consacré un chapitre entier. Je crois sincèrement qu'ils pourraient être l'un des anti-inflammatoires les plus parfaits que nous ayons découverts. Néanmoins, il est toujours important de prendre des compléments nutritionnels variés pour s'assurer la meilleure protection et le maximum d'avantages.

L'incroyable pouvoir anti-inflammatoire des acides gras essentiels Oméga-3, que l'on trouve dans les poissons gras et l'huile de poisson, permet de :

- réduire l'inflammation de tous les systèmes d'organes ;
- accélérer la perte de la graisse corporelle ;
- améliorer l'humeur ;
- améliorer la capacité de concentration ;
- stabiliser la glycémie ;
- baisser le taux d'insuline ;
- produire et conserver un taux sain de sérotonine ;
- contrer les montées et les descentes liées à la consommation des glucides ;
- réduire l'appétit ;
- éclaircir le teint ;
- améliorer la santé du système immunitaire ;
- augmenter le niveau d'énergie ;
- calmer les symptômes et la sévérité de l'arthrite rhumatoïde ;
- réduire les symptômes et la sévérité des problèmes de peau chroniques comme l'eczéma ;
- atténuer les risques cardio-vasculaires.

Astuces avec l'huile de poisson Oméga-3

Pour éviter les effets secondaires éventuels des huiles de poisson Oméga-3 (rots ou dérangements d'estomac), divisez la dose par trois. Par exemple, s'il vous faut 3 000 mg d'huile de poisson par jour, prenez une gélule de 1 000 mg trois fois par jour, au cours des repas.

Même si l'huile de poisson n'est, au fond, qu'un aliment, avant de vous embarquer dans un programme de complémentation, demandez, par principe, son accord à votre médecin traitant. Toute intervention thérapeutique, même la prise de simples compléments alimentaires, peut être contre-indiquée dans certaines maladies. Ceci est particulièrement vrai pour les patients qui souffrent de problèmes cardiaques. De nombreuses études ont démontré que l'huile de poisson aide à protéger contre l'infarctus foudroyant et l'arythmie, ou troubles du rythme. Néanmoins, selon une étude publiée dans le *Journal of The American Medical Association*, en juin 2005, la complémentation en huile de poisson augmenterait en réalité l'arythmie chez les patients qui sont équipés d'un défibrillateur cardio-verteur implantable (DCI).

DOSAGE RECOMMANDÉ : dans le cadre d'un régime amincissant normal, avalez une gélule de 1 000 mg trois fois par jour. Si vous devez perdre beaucoup de poids ou si vous essayez d'augmenter vos performances athlétiques, prenez trois gélules de 1 000 mg trois fois par jour, soit un total de neuf par jour. Vérifiez avec votre médecin avant de commencer cette dose de traitement.

COMPLÉMENT SUPERSTAR 2 : L'ACIDE ALPHA-LIPOÏQUE (ALA)

L'acide alpha-lipoïque ou ALA est un anti-inflammatoire antioxydant. Il est présent naturellement dans l'organisme, à l'intérieur de la mitochondrie. L'ALA fait partie d'un complexe enzymatique appelé la pyruvate déhydrogénase, ce qui l'implique intimement dans la production énergétique de la cellule. Ainsi que beaucoup d'autres nutriments dont nous allons parler dans ce chapitre, comme l'acetyl L-carnitine, la carnitine et le coenzyme Q10, l'acide alpha-lipoïque augmente la capacité à transformer la nourriture en énergie.

Contrairement à certains antioxydants comme la vitamine C, qui est strictement hydrosoluble, ou la vitamine E, qui est strictement liposoluble, il est soluble tant dans l'eau que dans les graisses. Cela signifie qu'il peut se rendre dans tous les recoins de la cellule, dont les parties lipidiques comme la membrane cellulaire plasmatique, et dans l'intérieur de la cellule (matrice aqueuse ou cytoplasme) où se trouvent les agents chimiques hydrosolubles. Grâce à cette propriété unique, on le surnomme souvent « l'antioxydant universel ».

Il est inutile de dire que les incroyables propriétés de l'acide alpha-lipoïque l'ont rendu cher à mon cœur. Il occupe une place de choix dans la lutte contre le vieillissement et dans le programme de *Ma promesse minceur.* Sur le plan cellulaire, il exerce plusieurs actions positives qui sont toutes anti-inflammatoires. L'ALA bloque également l'activation du facteur de transcription NF-Kappa B, aussi bien, si ce n'est mieux, que tous les autres antioxydants anti-inflammatoires découverts à ce jour.

En plus de sa fonction d'antioxydant anti-inflammatoire, l'acide alpha-lipoïque augmente la capacité de l'organisme à accueillir le glucose dans les cellules. Cet effet insulino-sensibilisant est également constaté avec certains des nutriments dont nous avons parlé. Ces nutriments travaillent en synergie pour augmenter l'insulino-sensibilité, ce qui entraîne la baisse de la glycémie. Comme la carnitine et l'acetyl L-carnitine, l'acide alpha-lipoïque empêche la glycation.

L'ALA collabore avec le coenzyme Q10, la carnitine et l'acetyl L-carnitine, pour protéger la mitochondrie. Si l'on admet qu'une cellule vieillissante se caractérise par une baisse de production d'énergie, on réalise l'importance d'une substance qui augmente le niveau d'énergie dans la cellule. Cela lui permet de se réparer toute seule, comme une cellule jeune. L'ALA s'associe aussi avec d'autres antioxydants pour augmenter les niveaux de vitamine C et E, de coenzyme Q10 et de glutathion dans la cellule.

Astuces avec l'acide alpha-lipoïque

Au cours du cycle métabolique, l'acide alpha-lipoïque joue le rôle d'un coenzyme, dans la production énergétique, en convertissant les glucides en énergie.

L'ALA est le seul antioxydant qui amplifie les concentrations cellulaires en glutathion, l'antioxydant le plus important de l'organisme pour la longévité et la santé.

Prenez-le au cours des repas.

DOSAGE RECOMMANDÉ : on ne trouve l'acide alpha-lipoïque que sous forme de traces dans l'alimentation, ce qui rend sa complémentation nécessaire. 25 à 30 mg par jour correspondent aux besoins d'une personne jeune en bonne santé. Je conseille à mes patients atteints de problèmes de santé spécifiques et à ceux qui veulent maigrir d'en prendre de 200 à 400 mg par jour.

COMPLÉMENT SUPERSTAR 3 : L'ASTAXANTHINE

L'astaxanthine provient de la micro-algue haematococcus pluvialis, que l'on trouve en abondance dans les environnements marins arctiques. C'est un caroténoïde naturel.

Les caroténoïdes (toute la gamme des pigments de jaune à rouge, dont les carotènes et les xanthophylles) sont l'une des molécules les plus abondantes du monde et donnent à la nature sa grande diversité de couleurs : des carottes, aux flamants roses. L'astaxanthine est un antioxydant incroyablement efficace, souvent surnommé « l'or rouge de la mer ».

Il fait partie du groupe des xanthophylles qui appartient à la famille des caroténoïdes. Les xanthophylles protègent de l'oxydation la vitamine A et E et les autres caroténoïdes. C'est le plus puissant d'entre eux. Il est dix fois plus efficace que le béta-carotène et cent fois plus que la vitamine E. Le saumon sauvage, le homard, la truite arc-en-ciel, la crevette, la langoustine, le crabe et le caviar rouge doivent tous leur couleur vive à leur alimentation riche en astaxanthine. C'est d'ailleurs l'une des raisons pour lesquelles le saumon sauvage préside ma liste des super-aliments. Le saumon sauvage d'Alaska « sockeye » en apporte la plus grande quantité, avec 4,5 mg par portion. Pour comparaison, sachez que 4,5 mg d'astaxanthine équivalent à 450 mg de vitamine E. Et parmi les autres antioxydants, l'astaxanthine est le seul qui protége la membrane cellulaire.

Astuces concernant l'astaxanthine

Comme l'astaxanthine traverse la barrière sang/cerveau (cf. la carnitine), il offre sa protection au cerveau, au système nerveux central et aux yeux.

Il améliore la résistance physique et réduit les troubles musculaires.

Il réduit la fatigue oculaire et améliore l'acuité visuelle.

Il estompe les rides, grâce à une complémentation interne.

Il réduit l'hyperpigmentation (mieux connue sous le terme de taches de vieillesse).

Il régule les cytokines en inhibant l'expression des cytokines et des chémokines inflammatoires.

Il améliore la santé gastrique et freine la prolifération de l'Hélicobacter pylori, la bactérie en forme de spirale qui attaque l'estomac et le tissu duodénal, et provoque des ulcères.

L'astaxanthine est un anti-inflammatoire exceptionnel, ce qui justifie sa présence dans mon programme. La protection qu'il apporte aux muscles et la résistance physique qu'il permet de développer sont des atouts sérieux pour qui doit s'astreindre à un entraînement physique régulier. J'en recommande vigoureusement la complémentation. La marque AstaReal sur une bouteille d'astaxanthine garantit sa puissance et sa pureté.

DOSAGE RECOMMANDÉ : une à deux gélules de 2 mg chacune, tous les jours.

COMPLÉMENT SUPERSTAR 4 : **LA CARNITINE**

La carnitine est un nutriment que l'on a longtemps classé, à tort, parmi les acides aminés. On sait, aujourd'hui, que la carnitine n'est autre qu'un nutriment hydrosoluble, très similaire à la vitamine B, qui nous permet de convertir les graisses en énergie. La carnitine et son dérivé, l'acetyl L-carnitine (dont nous parlerons par la suite), sont deux des nutriments les plus importants pour la disparition des rondeurs disgracieuses. Mais, pour qu'elle agisse au mieux de ses capacités, notre régime doit impérativement comporter les acides gras essentiels adéquats (comme les Oméga-3). La carnitine influe sur la production de l'énergie et sur l'activité du métabolisme. En mangeant de la viande et des produits laitiers, on se procure de petites quantités de carnitine, mais pour bénéficier d'une dose adéquate, la complémentation s'impose.

Vous vous souvenez que les lipides sont une source d'énergie importante, particulièrement pour les muscles comme le cœur et les organes vitaux comme le foie. Or, pour qu'ils soient transformés en carburant, ils doivent être transportés dans la mitochondrie, ou « chaudière », de la cellule. C'est le rôle de la carnitine de transporter les acides gras de notre sang dans la cellule pour assurer leur combustion. La carnitine possède aussi des vertus anti-âge car elle accentue la production d'énergie dans la cellule qui est nécessaire pour la réparation cellulaire. Les études ont également montré qu'elle participe à la prévention de la fonte musculaire au cours des maladies, ou en cas de sarcopénie. La carnitine protège les fonctions hépatiques. Elle intensifie l'action du système immunitaire, et particulièrement dans des conditions de stress.

Astuces concernant la carnitine

Pour que la complémentation en carnitine ait les résultats souhaités, assurez-vous que votre consommation d'Oméga-3 soit en rapport.

Ne prenez pas de carnitine le soir, car elle peut interférer avec le sommeil.

On peut la prendre au cours ou en dehors des repas.

Pour une meilleure utilisation énergétique des lipides, prenez l'huile de poisson Oméga-3 en même temps que la carnitine.

> **DOSAGE RECOMMANDÉ :** la dose conseillée pour un adulte de moins de trente ans, sans problème de santé et de corpulence normale est d'environ 500 mg par jour. Si vous êtes obèse ou si vous souffrez d'autres problèmes de santé, passez de 1 500 à 2 000 mg, par jour, à diviser en doses de 500 mg, trois ou quatre fois par jour.

COMPLÉMENT SUPERSTAR 5 : ACÉTYL L-CARNITINE

L'acétyl L-carnitine est synthétisée à partir de la carnitine par l'ajout d'un groupe acétyl à la molécule de carnitine. Cette synthèse signifie que l'on ne peut donc pas la trouver dans la nourriture. L'intérêt de cette forme de carnitine est qu'elle peut traverser la barrière sang/cerveau, qui sépare les vaisseaux sanguins du système nerveux central. Cette barrière joue un rôle protecteur, mais manque, malheureusement, de discernement. Elle bloque aussi bien le passage des substances thérapeutiques que des substances nocives. Puisque l'acétyl L-carnitine traverse cette barrière, elle peut agir sur les cellules du cerveau. Dotée de propriétés neuro-protectrices, elle devrait être utilisée quotidiennement pour ralentir le vieillissement des neurones.

Comme la carnitine, l'acétyl L-carnitine améliore la fonction mitochondriale, mais à un degré encore plus élevé, car elle passe à travers la membrane mitochondriale. Et, comme la carnitine, elle agit mieux lorsqu'elle est couplée à une consommation quotidienne d'acides gras essentiels Oméga-3. L'acétyl L-carnitine est un anti-inflammatoire naturel qui accentue les effets des systèmes antioxydants dans l'organisme. Ces propriétés anti-inflammatoires protègent la membrane cellulaire plasmatique (la première ligne de défense de la cellule) et évitent la conversion de l'acide arachidonique en agents chimiques inflammatoires.

L'acétyl L-carnitine aide aussi à réparer la mitochondrie, booste les taux de glutathion et de coenzyme Q10 au pouvoir antioxydant, et travaille en synergie avec l'acide alpha-lipoïque. L'acétyl L-carnitine et la carnitine sont toutes deux connues pour améliorer le profil lipidique du sang : elles réduisent le taux de triglycérides et élèvent les niveaux de HDL (le bon cholestérol).

Les deux formes de carnitine sont importantes dans le cadre d'un régime minceur car elles ont une action anti-inflammatoire et aident au transport des lipides dans la mitochondrie pour qu'ils y soient brûlés. Elles accroissent également la sensibilité des récepteurs insuliniques et participent à la baisse de la glycémie et de l'insulinémie. Ainsi que nous l'avons vu, l'élévation du taux d'insuline est un facteur inflammatoire. Elle « verrouille » sur place notre graisse corporelle.

Tant la carnitine que l'acétyl L-carnitine freinent la glycation (cf. encadré).

Astuces concernant l'acétyl L-carnitine

Ne pas prendre de carnitine ni d'acétyl L-carnitine si l'on est atteint d'un syndrome bipolaire (dépression maniaco-dépressive) ou si l'on est sujet aux crises d'épilepsie, à moins qu'un médecin le recommande.

Pour éviter les troubles du sommeil, ne prenez pas d'acétyl L-carnitine après 15 h.

L'exercice augmente naturellement les niveaux d'acétyl L-carnitine. Néanmoins, lorsqu'on est obèse, âgé de plus de 30 ans ou si l'on souffre de problèmes de santé, le sport ne suffit pas à l'élever à un niveau thérapeutique : la complémentation devient alors nécessaire.

L'acétyl L-carnitine peut être prise en dehors des repas.

– Pour une meilleure transformation des lipides en combustible énergétique, consommez de l'huile de poisson Oméga-3 avec la carnitine.

DOSAGE RECOMMANDÉ : 500 mg par jour. Les individus au régime peuvent en prendre quotidiennement jusqu'à 1 500 mg.

Les effets destructeurs de la glycation

Tout au long de cet ouvrage, je vous ai conseillé d'éviter les aliments d'index glycémique élevé, pour décroître l'inflammation et faciliter la perte de poids. Il y a une autre raison de les bannir. J'ai expliqué qu'ils provoquent des pics glycémiques, ce qui déclenche la libération d'insuline dans le système sanguin, qui entraîne ensuite le stockage des lipides au lieu de leur combustion. Ce n'est pas le seul effet secondaire néfaste de cet enchaînement. Nous le savons, la consommation de sucre et d'amidons provoque une poussée d'inflammation dans tout l'organisme. Les sucres peuvent se fixer de façon permanente au collagène de notre peau et à d'autres parties du corps, au cours d'un processus appelé « glycation ». Là où ils se fixent apparaît un petit mécanisme producteur d'inflammation, qui devient lui-même une source d'inflammation. Cette inflammation produit des enzymes qui cassent le collagène, ce qui fait apparaître les rides. En plus de l'inflammation, la glycation produit des liens croisés dans le collagène, qui, de souple et doux, devient dur et rigide.

Mais la peau n'est pas le seul élément préoccupant. Plus on prend de l'âge, plus la « fixation de sucre » se généralise dans le corps. La molécule glucidique infiltre le collagène, mais aussi les artères, les veines, les os, les ligaments et même le cerveau, ce qui amorce leur dégradation et une détérioration générale de l'organisme. La glycation crée des « usines à radicaux libres », ou produits de glycation avancés (PGA), qui augmentent aussi l'inflammation cellulaire. Puisque le programme de *Ma promesse minceur* est anti-inflammatoire, il empêche la glycation, arrête l'inflammation, protège le bon fonctionnement du cerveau et facilite la perte de poids. L'alternative ? Être ridé, déprimé et trop gros.

COMPLÉMENT SUPERSTAR 6 : L'ACIDE LINOLÉÏQUE CONJUGUÉ (CLA)

Le CLA est un acide gras contenu dans de nombreux aliments de consommation courante. À une époque, le bœuf et l'agneau en constituaient des sources exceptionnelles, mais depuis qu'on les nourrit au grain et non à l'herbe (sauf exception) leurs taux de CLA ont décru sensiblement. Quand le CLA est présent, on le trouve dans la partie grasse du lait. Boire du lait écrémé nous prive donc des avantages du CLA. Quoique... vu les faibles taux de CLA affichés aujourd'hui par les produits d'origine animale, préférer le lait entier au lait écrémé devient discutable.

L'acide linoléique conjugué, comme beaucoup d'autres nutriments présentés dans ce chapitre, a une forte activité antioxydante anti-inflammatoire. C'est un antioxydant trois fois plus puissant que la vitamine E.

Le CLA apporte une aide précieuse dans la prévention et le traitement de l'obésité. Lorsqu'on le prend à la dose requise, il réduit la graisse corporelle, particulièrement dans la région abdominale. Plusieurs mécanismes actifs sont à l'origine de cet exploit :

- le CLA se concentre dans la membrane cellulaire. Il la stabilise et empêche ainsi la transformation de l'acide arachidonique en une prostaglandine pro inflammatoire. Il aide les récepteurs insuliniques à rester intacts. Il accroît ainsi la sensibilité insulinique, qui, par la suite, entraîne une baisse de la glycémie et de l'insulinémie ;

- les études montrent que le CLA permet aussi de bloquer l'absorption des lipides et du glucose par les cellules grasses, ou adipocytes. Il pousse même à la réduction de la taille des adipocytes. Si l'on prend du poids avec l'âge, c'est aussi parce que les cellules lipidiques deviennent littéralement plus volumineuses ;

- une étude à grande échelle, relativement récente, publiée par le *Journal of Nutrition*, démontre que la prise de 1,4 g de CLA par jour pendant deux ans, entraîne une petite mais significative réduction de la graisse corporelle chez les personnes en surpoids. En revanche, il est intéressant de noter que le CLA n'aurait pas cet effet sur la graisse des patients de corpulence normale.

En plus de l'action antioxydante, anti-inflammatoire et insulino-sensibilisante du CLA, de nombreuses études ont établi qu'il participe à la prévention de la perte de la masse musculaire et de la faiblesse associées au vieillissement et à la maladie. Voilà pourquoi le CLA figure depuis longtemps parmi les compléments alimentaires préférés des athlètes et des body-builders. Qu'est-ce qui pourrait être plus précieux qu'un complément qui fait fondre les cellules adipeuses tout en augmentant et en protégeant la masse musculaire maigre ?

Astuces concernant le CLA

Lorsqu'on l'associe à des graines de sésame, les effets du CLA sont accrus.

Une alimentation équilibrée ne fournit que 1 g (1 000 mg) de CLA par jour.

Le CLA peut être pris au cours des repas.

DOSAGE RECOMMANDÉ : de 1 000 mg à 4 000 mg maximum par jour, à prendre en une ou deux fois.

COMPLÉMENT SUPERSTAR 7 : LE COENZYME Q10 (CoQ10)

Le coenzyme Q10, ou ubiquinone, est un antioxydant anti-inflammatoire qui offre de nombreux avantages pour traiter et éviter l'obésité. Il agit comme l'acétyl L-carnitine dans le sens où il favorise la production d'énergie dans la mitochondrie. Nous l'avons vu, la production d'énergie décline avec le vieillissement des cellules, ce qui signifie que la capacité de la cellule à s'autoréparer décline également. En travaillant en synergie avec l'acétyl L-carnitine, la carnitine et l'acide alpha-lipoïque dans la mitochondrie, le CoQ10 accélère le métabolisme. Résultat : plus d'énergie et d'endurance, et une plus grande capacité à perdre la graisse corporelle, couplés à un ralentissement du déclin énergétique auquel on assiste ordinairement dans les cellules vieillissantes. Associé à d'autres antioxydants, le CoQ10 élève aussi les niveaux cellulaires de vitamine C et E et de glutathion, participe à la régulation de la glycémie et accroît la sensibilité insulinique. Le CoQ10 améliore également la transformation des aliments en carburant, ce qui normalise les taux de lipides dans le sang.

Des centaines d'études documentent l'efficacité du CoQ10 pour la protection des organes vitaux, dont le cerveau, le cœur et les reins. Du fait de ses effets anti-inflammatoires, le CoQ10 protège le système cardio-vasculaire. Il entretient la santé du muscle cardiaque et empêche l'inflammation des artères qui conduit à l'artériosclérose.

On trouve de petites quantités de CoQ10 dans les poissons comme les sardines ou le saumon, et dans les noix, mais je conseille sa complémentation pour jouir pleinement de ses résultats anti-âge et minceur. Une complémentation particulièrement importante pour les femmes qui, par nature, tendent à afficher des taux de CoQ10 plus bas que ceux des hommes.

Astuces concernant le CoQ10

Ce complément alimentaire devrait être prescrit à toute personne de plus de 40 ans car les taux de CoQ10 contenus dans les tissus baissent au rythme du vieillissement.

Il est conseillé de le prendre au cours des repas.

> **DOSAGE RECOMMANDÉ :** un minimum de 30 mg par jour. Les personnes présentant des problèmes de santé, sous la surveillance et avec les conseils de leur médecin, peuvent aller jusqu'à 300 mg par jour. Environ trois semaines de prise quotidienne sont nécessaires pour parvenir aux concentrations sériques maximales de CoQ10.

COMPLÉMENT SUPERSTAR 8 : LE CHROME

Le chrome est un nutriment capital pour le contrôle et la réduction de la graisse corporelle excédentaire. Compléter l'alimentation avec du chrome entraîne la réduction de la glycémie et de l'insulinémie : la recette d'un régime amincissant anti-inflammatoire. Les personnes trop corpulentes présentent un état inflammatoire qui verrouille le mécanisme de combustion des lipides. Mon objectif est de renverser ce processus. Le chrome fait baisser l'inflammation et déverrouille ainsi les enzymes qui permettent le métabolisme des lipides. Il n'affecte pas seulement la glycémie et l'insulinémie, il peut aussi contribuer à la normalisation des lipides, comme les triglycérides et le cholestérol, augmenter le taux de bon cholestérol HDL et baisser le cholestérol total et les triglycérides. Il est donc cardio-protecteur.

Les experts en nutrition rapportent que la population des États-Unis présente un déficit en chrome, alors qu'on associe un taux bas de chrome au diabète de type 2 et aux maladies cardio-vasculaires. Certaines études observent aussi qu'une forte consommation de sucre réduit les réserves internes de chrome, ce qui expose plus aux risques d'hyperglycémie et d'hyper-insulinémie (trop de glucose dans le sang et trop d'insuline).

Astuces concernant le chrome

Le chrome est un nutriment essentiel requis pour le métabolisme normal du sucre et des lipides.

La levure de bière, une source naturelle de chrome

Certains experts pensent que près de 90 % des Américains ont une alimentation trop pauvre en chrome. Il est envisageable qu'un déficit de chrome généralisé contribue à l'épidémie de désordre métabolique, d'obésité et de diabète de type 2.

Parallèlement à la complémentation en chrome, on peut ajouter de la levure de bière à l'alimentation (à ne pas confondre avec la levure de boulanger : ce sont deux substances complètement différentes).

La levure de bière est la levure active traditionnellement utilisée par les brasseurs pour faire de la bière. Elle peut aussi entrer dans un programme de complémentation alimentaire. Ses effets ne se limitent pas au maintien d'une glycémie normale. Elle est une excellente source de protéine et de vitamines B essentielles pour la santé de nos systèmes nerveux et digestifs, pour la cicatrisation des lésions, pour le combat contre le stress, la fatigue chronique et la dépression, et pour la santé de la peau et du foie.

Malheureusement, le goût de la levure de bière est assez désagréable. Mélangez-la à un yaourt ou à un milk-shake aux baies pour en masquer l'amertume.

Le chrome est important pour la production d'énergie. Il participe également à la régulation de l'appétit, réduit les fringales glucidiques et fait fondre la graisse corporelle.

L'absorption du chrome est plus difficile quand on le consomme en même temps que du lait ou que tout autre aliment riche en phosphore.

N'associez pas le chrome à des aliments riches en acide phytique (pain sans levain, haricots crus, graines, germes, noix et isolats de soja) car ils pourraient diminuer son absorption.

Le type de complément conseillé est le polynicotinate de chrome.

DOSAGE RECOMMANDÉ : 100 µg (microgrammes) par jour pour une personne moyenne de plus de 40 ans, et jusqu'à 200 µg par jour pour celles qui suivent les règles de *Ma promesse minceur.*

COMPLÉMENT SUPERSTAR 9 : L'ACIDE GAMMA-LINOLÉNIQUE (GLA)

Le GLA est un acide gras essentiel Oméga-6 important. Au fil de cet ouvrage, nous avons vu que l'alimentation occidentale souffre d'un excès d'AGE Oméga-6. Ceci concerne l'acide linolénique que l'on trouve dans de nombreuses huiles végétales, graines et germes. Cela n'empêche pas le GLA d'être un Oméga-6 dont la complémentation est intéressante. L'organisme convertit rapidement le GLA en acide dihomogamma-linolénique (DGLA), le précurseur de la prostaglandine E_1, un composé anti-inflammatoire qui ressemble à une hormone et qui contribue à la régulation de l'inflammation, de la pression artérielle et de nombreux autres processus corporels. Plusieurs études ont établi que le GLA participait à la réduction du cholestérol total et de la tension artérielle, du fait de la production accrue de prostaglandine E_1. Le GLA peut également augmenter le rythme métabolique, ce qui pousse l'organisme à brûler les graisses et donc à perdre du poids.

La carence en GLA affichée par l'alimentation américaine moyenne est liée à la consommation d'une grande quantité d'acides gras trans, de sucre, de viande rouge et de produits laitiers. Le GLA est très difficile à trouver dans l'alimentation. Il abonde, en revanche, dans les huiles des graines de bourrache, de cassis et d'onagre.

Astuces concernant le GLA

Prenez du GLA au cours des repas pour améliorer son absorption.

Le GLA améliore la sensibilité insulinique, et réduit ainsi le risque d'apparition du diabète, des maladies cardiaques et d'un excès de graisse corporelle.

L'huile de bourrache est le complément alimentaire le plus riche en GLA.

Comme pour la complémentation en huile de poisson Oméga-3, les résultats ne se produisent pas du jour au lendemain : ils peuvent prendre jusqu'à six mois. Alors, vite, ajoutez cet acide gras essentiel à votre alimentation sans perdre une minute !

DOSAGE RECOMMANDÉ : de 200 à 400 mg de GLA par jour, soit une à deux gélules de 1 000 mg d'huile de bourrache.

COMPLÉMENT SUPERSTAR 10 : LA GLUTAMINE

La glutamine est un complément alimentaire capital pour qui rêve d'arborer une silhouette de sylphide. C'est un acide aminé classifié « essentiel sous certaines conditions », ce qui signifie que nous sommes capables de le synthétiser mais dans des limites qui sont contrôlées par plusieurs facteurs (dont la consommation des précurseurs appropriés, la maturité et la santé de l'individu). La glutamine est surtout stockée dans les muscles. C'est l'acide aminé le plus abondant de l'organisme. (Les acides aminés sont les premiers blocs de construction d'une protéine. On trouve communément, dans les protéines, vingt acides aminés différents. Il existe huit acides aminés essentiels : l'isoleucine, la leucine, la méthionine, la phénylalanine, la thréonine, le tryptophane et la valine. L'organisme a, en vérité, besoin de vingt acides aminés différents, mais il est capable de produire les douze autres à partir de ces huit-là, apportés par l'alimentation.)

Une grande partie de la glutamine qui nous est nécessaire est synthétisée par les cellules musculaires, mais nous pouvons aussi en obtenir une quantité significative à partir de plusieurs sources alimentaires, dont la volaille, le poisson, les produits laitiers et les légumineuses.

Néanmoins, dans certaines conditions de stress, la glutamine est consommée très rapidement et le corps n'arrive pas à en produire suffisamment pour ses besoins. Des entraînements cardio-vasculaires intenses et prolongés, comme la course ou l'aérobic par exemple, poussent l'organisme à brûler du muscle pour produire de l'énergie et vident nos réserves de glutamine.

Il semblerait que celle-ci joue un rôle important pour entretenir le fonctionnement normal des muscles et pour réduire leur détérioration. Pourquoi ? Parce que la glutamine est le seul acide aminé qui contient deux molécules d'azote. Grâce à cette molécule supplémentaire, elle peut transporter l'azote là où il est le plus nécessaire, « faire la navette » en quelque sorte. L'azote est l'un des matériaux de construction des cellules musculaires, et la glutamine est le système de livraison de l'azote dans ces cellules. Elle peut également transporter l'azote en excès à l'extérieur du corps. Une fonction non négligeable puisque l'azote peut avoir l'action d'une toxine. Pour que les meilleures conditions de la croissance musculaire soient réunies, la glutamine doit fonctionner correctement et l'apport d'azote être supérieur à son élimination.

Lorsqu'on est en surpoids et dans un état inflammatoire, les besoins en glutamine s'accentuent. L'organisme puise alors dans le tissu musculaire pour obtenir la glutamine nécessaire et la masse musculaire diminue. Mieux vaut s'assurer des réserves suffisantes en glutamine pour conserver sa masse musculaire et perdre du poids.

La glutamine est également essentielle à de nombreuses fonctions. Les globules blancs l'utilisent pour soutenir le système et la réponse immunitaire. Elle est anti-catabolique, ce qui signifie qu'elle est indispensable pour la prévention de la détérioration musculaire causée par un stress extrême, dont le traumatisme physique, les blessures, les brûlures graves, la maladie, le stress mental ou psychique, la surcharge de travail ou l'épuisement, une alimentation insuffisante et le régime.

La glutamine a des propriétés anti-cataboliques tellement extraordinaires qu'elle est utilisée pour la prévention des ulcères dus au stress et pour le soin des brûlures sévères. Les scientifiques ont également trouvé que les patients ayant subi des interventions lourdes ou victimes de traumatismes ne perdent pas leur masse musculaire pendant la période de convalescence où on leur donne des compléments de glutamine, même s'ils ne bougent pas ! Cette prévention de la perte musculaire est la raison pour laquelle je vous suggère vivement de considérer la glutamine comme une partie intégrante de votre régime anti-inflammatoire.

Elle soutient aussi le système digestif. La santé de l'intestin est d'une importance extrême car il est la porte d'entrée du carburant et des nutriments. La glutamine nourrit les cellules qui tapissent l'estomac, les intestins et le système digestif, qui l'utilise comme carburant. Des études ont démontré qu'un apport en glutamine protège des lésions gastriques causées par la consommation d'aspirine et accélère la guérison des douloureux ulcères peptiques. Coïncidence ? Le jus de choux frais, riche en glutamine, est un vieux remède de grand-mère pour les ulcères... La glutamine peut aussi participer à la guérison des problèmes d'estomac qui surviennent à l'occasion d'une colite ou d'une maladie de Crohn. En résumé, elle est souveraine pour tous les problèmes d'estomac, des simples embarras causés par l'abus d'alcool aux ulcères (gastrite alcoolique), aux diarrhées virales, ou même pour des problèmes plus sévères comme la pathologie inflammatoire intestinale.

Il est difficile d'exagérer l'importance de la glutamine pour le système antioxydant de l'organisme. Alliée à d'autres acides aminés, la N-acétyl cystéine et la glycine, la glutamine promeut la synthèse du glutathion dans le foie. Le glutathion est le premier système de défense antioxydant de l'organisme. Il est requis pour le bon fonctionnement de toutes les cellules. Il est impliqué dans la synthèse des protéines, le transport des acides aminés et le recyclage d'autres antioxydants, comme la vitamine C. Il est tellement efficace pour prévenir l'inflammation qu'on l'utilise pour soigner les patients infectés par le VIH, qui souffrent de taux élevés d'inflammation.

La glutamine réduit les fringales pour les glucides à fort index glycémique et rend le programme minceur beaucoup plus facile. Elle participe à la prévention de la dépression et de la fatigue et peut aussi nous aider à synthétiser les neurotransmetteurs du cerveau, qui nous détendent tout en améliorant notre humeur. Dans le cerveau, elle est convertie en acide glutamique et augmente la concentration de GABA (acide gamma-aminobutyrique). On qualifie l'acide glutamique et le GABA de « carburants du cerveau » car ils sont nécessaires à un fonctionnement mental normal. Les études ont également démontré que la complémentation en glutamine évite les dégâts commis par l'alcool dans le cerveau et réduit les envies d'alcool irraisonnées.

Astuces concernant la glutamine

Une fois mélangée à de l'eau, la glutamine se détériore rapidement, avalez-la donc immédiatement après l'avoir dissoute.

Anabolisme contre catabolisme

Le terme anabolisme signifie « construction du muscle », le terme catabolisme signifie « destruction des tissus ». L'objectif est de toujours être dans un état anabolique, c'est-à-dire de croissance. Les substances qui stimulent l'activité anabolique sont produites par l'organisme. Elles incluent les hormones de croissance et les hormones sexuelles, comme la testostérone.

L'état catabolique est également désigné sous le terme de cachexie, un syndrome caractérisé par un amaigrissement progressif involontaire, la faiblesse et une perte des tissus adipeux et musculaires. L'état catabolique peut apparaître au cours de maladies comme le cancer ou le sida.

L'inflammation met le corps dans un état catabolique, même si l'on n'est pas gravement malade. Le régime anti-inflammatoire, les compléments anti-inflammatoires comme l'acide alpha-lipoïque, le CoQ10 et la glutamine sont des facteurs protecteurs très importants lorsqu'on entreprend un régime minceur.

Ne conservez pas la solution de glutamine, elle pourrait devenir inopérante, voire toxique. Faites un nouveau mélange à chaque fois.

Vérifiez avec votre médecin traitant avant de commencer tout programme de complémentation : un conseil qui devient une obligation si vous êtes traité pour une maladie ou un problème lié aux reins ou au foie, si vous êtes enceinte ou si vous allaitez.

La glutamine peut provoquer une constipation chez certains individus. Pour l'éviter, augmentez votre consommation d'eau et de fibres solubles. Il suffit pour cela d'ajouter 1 g de pectine à un verre d'eau.

DOSAGE RECOMMANDÉ : 1,30 g de glutamine, dissoute dans de l'eau, trois fois par jour.

COMPLÉMENT SUPERSTAR 11 : LA MAGIE DU MAITAKÉ

Le Maitaké SX-Fraction est un complément obtenu à partir d'un dérivé du champignon maitaké (un champignon japonais comestible). De nombreuses démonstrations scientifiques établissent qu'il constitue un outil puissant dans la prévention du syndrome métabolique, un quatuor dangereux de déséquilibres du métabolisme qui augmente le risque de maladies cardio-vasculaires et de diabète :

1. hypertension artérielle,
2. des taux élevés d'insuline,
3. surpoids (particulièrement dans la région abdominale),
4. dyslipidémie (des taux bas de HDL, le bon cholestérol et élevés de LDL, le mauvais cholestérol, et des taux élevés de triglycérides, des graisses alimentaires métabolisées qui s'installent dans le sang, les organes et les tissus).

Le syndrome métabolique est un effet secondaire de la vie occidentale trop sédentaire, associée à un régime inflammatoire riche en sucres, amidons et aliments industrialisés.

Le Maitaké Grifron SX-Fraction a été élaboré en se fondant sur une fraction active, nouvellement découverte, du champignon maitaké (Grifola frondosa), en collaboration avec le Dr Harry G. Preuss, de l'université de Georgetown.

L'étude menée à l'université de Georgetown a commencé en 1997. Elle partait du composé découvert précédemment, X-Fraction, dont les scientifiques japonais avaient démontré l'activité antidiabétique. En quête d'un composé supérieur, les chercheurs ont amélioré la méthode de fractionnement et identifié avec succès un autre composé actif à partir du Maitaké : le SX-Fraction. Les études sur le SX-Fraction ont été conduites à l'université de Georgetown et à l'université de médecine de New York. Les résultats montrent que le SX-Fraction possède effectivement une capacité supérieure au X-Fraction d'accroître la sensibilité insulinique pour contrôler la glycémie et abaisser la pression artérielle. C'est un nouvel outil thérapeutique à ajouter à notre arsenal de substances qui traitent les glycémies incontrôlées et toutes leurs conséquences négatives.

Les meilleurs experts pensent que l'utilisation du SX-Fraction du maitaké, pourrait dépasser la prévention. Il pourrait être prescrit à ceux qui souffrent de désordres chroniques associés aux processus de vieillissement, dus au mauvais fonctionnement du métabolisme glucidique et de l'insuline.

Au cours d'une étude récente, on a donné à 33 diabétiques qui suivaient un régime médicamenteux stable, répartis dans quatre cliniques au Japon, neuf comprimés de SX-Fraction par jour. Tant leurs marqueurs de glucose que de cholestérol s'en trouvèrent améliorés de façon sensible. Par ailleurs, sans suivre de régime particulier, ils perdirent du poids. Rien de révolutionnaire, certes, mais assez significatif sur le plan statistique pour être noté. Des études futures montreront peut-être qu'en plus de son action sur la prévention du syndrome métabolique le SX-Fraction pourrait être un complément alimentaire minceur important. Fiable et sûr, il ferait fondre les rondeurs sans modification comportementale additionnelle, sans réduire la consommation de calories et sans augmenter les exercices physiques.

Le SX-Fraction de maitaké pourrait bien devenir le premier complément alimentaire jouissant de nombreuses validations scientifiques, ciblé spécifiquement sur le syndrome métabolique. Et les recherches sur ce sujet ne font que commencer.

Astuces concernant le Maitaké SX-Fraction

Les études récentes suggèrent que ce constituant actif pourrait entretenir la santé des fonctions cardio-vasculaires et du système circulatoire.

Pour des effets optimaux, ce complément est à prendre entre les repas.

Un cocktail de polysaccharides qui fait mincir

Une autre substance que le Maitaké SX-Fraction présente des propriétés presque similaires. Des universitaires américains et asiatiques ont découvert récemment une classe de polysaccharides jusqu'à présent inconnue, les alpha-glucans, qui ont des effets positifs remarquables sur l'efficacité et l'intégrité de la mitochondrie. En collaborant avec certains de ces chercheurs, j'ai élaboré à partir de ces polysaccharides un produit nutritionnel baptisé Polysaccharide Peptide Blend ou « PEP ». L'un de ses avantages est d'entretenir la santé et le fonctionnement de la partie mitochondriale de la cellule (là où la nourriture que nous mangeons est convertie en énergie).

Le PEP contient tous les acides gras essentiels importants. Une dose, une fois par jour, apporte quatre groupes de nutriments :

– des lignans d'enveloppe de graine de lin : ces fibres phyto-œstrogéniques aident à contrôler les taux d'insuline et la glycémie. Ils contribuent également à la santé gastro-intestinale en accroissant l'absorption et l'élimination des aliments. Ils semblent aussi améliorer le pouvoir antioxydant et la capacité à générer l'énergie de la mitochondrie cellulaire ;

– des acides aminés et polypeptides : le cocktail PEP contient les huit acides aminés essentiels nécessaires pour synthétiser les protéines dans nos tissus conjonctifs, ainsi que les dix acides aminés additionnels qui exercent des effets bénéfiques sur la capacité de production énergétique des cellules ;

– des vitamines et minéraux : des nutriments essentiels sélectionnés pour leurs résultats positifs sur les systèmes antioxydants et les systèmes de réparation des tissus de l'organisme ;

– des fibres alimentaires : des fibres solubles et insolubles sélectionnées pour

aider le contrôle de la glycémie
et améliorer la digestion.

Comme le Maitaké SX-Fraction™, les effets du cocktail de polysaccharides PEP sont physiologiques, ce qui implique que, contrairement à un médicament, ils s'associent à l'organisme pour maintenir son intégrité cellulaire. Je vous conseille d'inclure au moins une de ces formules de polysaccharides à votre batterie quotidienne de compléments alimentaires. Voici certaines de leurs propriétés uniques :

– réduction de l'inflammation dans tout le corps,
– augmentation de l'absorption de glucose par la cellule, et, en conséquence, réduction de l'hyperinsulinémie (trop d'insuline) et du syndrome métabolique,
– énergie mentale et physique accrue,
– circulation améliorée dans les muscles, le cœur, le cerveau et les autres organes,
– peau éclatante, douce et souple,
– production accrue de fibroblastes, les cellules principales du tissu conjonctif de la peau et du reste de l'organisme.

COMPLÉMENT SUPERSTAR 12 : LE DIMÉTHYLAMINOÉTHANOL (DMAE)

Le DMAE est une substance nutritionnelle naturelle qui possède des propriétés anti-inflammatoires. On le trouve dans le poisson, et notamment le saumon sauvage, les anchois et les sardines. Dans les années 50, le DMAE était un médicament qui servait à traiter les problèmes du système nerveux central, comme la perte d'attention. Ce n'est plus le cas aujourd'hui. Le DMAE est désormais un complément alimentaire qui améliore les fonctions cognitives, la mémoire et la capacité à résoudre les problèmes. Il contribue à la production des neurotransmetteurs, et particulièrement de l'acétylcholine, essentielle pour la transmission de l'influx nerveux entre les neurones, et entre les neurones et les muscles. Pour que les muscles se contractent, le message doit être envoyé des nerfs aux muscles via l'acétylcholine. Le DMAE a également un effet stabilisateur de la membrane. Il participerait aussi à la réduction de la graisse corporelle, vraisemblablement grâce à son activité de précurseur d'acétylcholine et à ses propriétés anti-inflammatoires.

Prendre des compléments de DMAE n'améliorera pas seulement vos fonctions cognitives, cela vous aidera aussi à retrouver une peau et des muscles fermes. Des études récentes viennent de confirmer l'efficacité d'une lotion de DMAE appliquée localement. Elle illumine le teint, fait décroître les micro-inflammations cutanées et raffermit la peau.

Astuces concernant le DMAE

Pour une santé, une beauté et une perte de poids optimales, je conseille de manger des poissons riches en DMAE, de prendre des compléments de DMAE et d'appliquer une lotion locale contenant du DMAE sur le visage, le cou et le corps.

On pense que le DMAE peut aggraver l'épilepsie et les dépressions bipolaires, il est donc conseillé de l'éviter lorsqu'on présente ces troubles pathologiques.

Le DMAE peut devenir un excitant chez certaines personnes, causer des tensions musculaires et provoquer l'insomnie. Il est conseillé aux individus qui connaissent ce type de difficultés d'arrêter la complémentation en DMAE.

Le DMAE est à prendre au cours du repas.

DOSAGE RECOMMANDÉ : de 50 à 100 mg par jour. Pour certains usages thérapeutiques, comme la réduction du cholestérol, des doses plus fortes peuvent être recommandées. Comme toujours, consultez votre médecin.

Le chapitre suivant présente la troisième étape de *Ma promesse minceur* : le style de vie anti-inflammatoire. Il traite de la façon de mener son existence et de ce qu'on peut faire pour protéger le corps et le cerveau de toute inflammation, pour jouir d'une meilleure santé, afficher un poids de forme stable et ressentir un vrai bien-être.

Chapitre 7

Étape 3 : le style de vie anti-inflammatoire

« La motivation vous sert de départ. L'habitude vous fait continuer. »

JIM RYUN, QUADRUPLE RECORDMAN DU MONDE DE COURSE

La nourriture n'est pas la seule chose qui fait grossir. Un grand nombre d'autres facteurs, qui déclenchent ou inhibent la réponse inflammatoire, entrent en jeu, de la durée du sommeil à la quantité d'eau que l'on boit. Ce chapitre survole ce que vous devez garder en tête pour mincir vite et bien, mais il peut, au fond, se résumer à un principe simple : si vous prenez soin de vous, vous maigrirez.

Ma promesse minceur ne liste pas seulement ce que l'on doit ou non manger. Elle dénonce aussi les habitudes quotidiennes pro inflammatoires et indique comment en changer. Un bon nombre d'entre elles ont un lien direct avec l'obésité et la prise de poids. Elles contribuent aussi à l'accélération du processus de vieillissement, à l'apparition des rides, à l'affinement de la peau, à la mort des neurones, à l'atrophie du cerveau et à l'affaiblissement du système immunitaire. Appliquer des méthodes qui ont fait leurs preuves pour réduire l'inflammation et perdre du poids est une première étape. Mais cela ne suffit pas. Nous allons découvrir que les mêmes stratégies agissent aussi sur le bien-être.

LES BIENFAITS ANTI-INFLAMMATOIRES DE L'EXERCICE

Commençons par l'activité physique. L'exercice n'aide pas seulement à maigrir et à se muscler, il réduit aussi le stress et améliore l'humeur. Il contribue à la combustion des lipides et à la construction de la masse musculaire. Lorsqu'on l'associe au régime anti-inflammatoire, le succès est au bout du chemin.

L'entraînement physique possède d'incroyables effets anti-inflammatoires. Aucun type d'exercice n'est meilleur qu'un autre. Vous pouvez choisir parmi un éventail d'activités qui englobe l'aérobic et les haltères, et travailler la souplesse avec le stretching, le yoga ou la méthode Pilates. Voire tous les pratiquer ! Une seule exigence : l'assiduité. Quelle que soit la nature du sport choisi, il doit vraiment être suivi avec régularité pour apporter les résultats recherchés. Vous trouverez dans ce chapitre conseils et trucs utiles pour élaborer un programme d'entraînement personnalisé, fondé sur vos capacités et vos besoins particuliers.

L'idéal serait de s'entraîner au minimum cinq fois par semaine pendant trente à quarante-cinq minutes par jour. Pour beaucoup d'entre nous, le plus simple est d'y consacrer un peu de temps, avant ou après le travail, du lundi au vendredi. Ce qui a l'avantage de laisser le week-end libre. Un temps mort ? Au contraire. Entre les courses, le ménage, le bricolage ou le jardinage, nous avons tendance à être naturellement actif le week-end, en réaction à l'immobilisme forcé auquel les emplois de bureau astreignent beaucoup d'entre nous pendant la semaine. Si le sport quotidien, du lundi au vendredi, vous est impossible, sachez que chaque petite bribe d'activité contribue au bien-être. Un entraînement trois fois par semaine vous paraît réalisable ? Commencez comme ça. Vous ne pouvez y consacrer que dix minutes, de trois à cinq fois par jour ? Très bien ! L'erreur à ne pas commettre est de vouloir compenser l'inactivité de toute une semaine en forçant pendant le week-end. N'oubliez pas qu'il s'agit d'un loisir. Trop de sport, tant en termes d'intensité que de durée, est pro inflammatoire. Limitez vos sessions à un maximum de quarante-cinq minutes.

L'excès d'exercice déclenche la libération de cortisol, une hormone de stress qui provoque une prise de poids involontaire, particulièrement dans la région abdominale (plus de détails sur cette dangereuse forme de graisse au chapitre 8), brise les tissus musculaires et accélère le rythme du vieillissement.

Les conséquences d'une activité sportive régulière sont multiples. Sur le plan physique, elle améliore la santé et se fait l'alliée de tout régime minceur ou de contrôle de poids. Elle est également excellente pour la peau et apporte une luminosité de teint qu'aucun maquillage ne peut égaler ! Sur le plan psychologique, elle procure des sentiments de satisfaction, d'estime de soi et de réussite nés de la simple décision d'observer un programme régulier d'exercice et du plaisir de constater qu'on s'y tient. Le sport est un moment d'égoïsme nécessaire. Il suffit d'y réfléchir pour réaliser qu'il est la seule activité qu'on mène pour son seul bénéfice personnel. Le reste de la journée est consacré à essayer de répondre aux attentes de son supérieur hiérarchique, de son conjoint, de sa famille et de ses amis.

ÉLABOREZ UN PROGRAMME ET SUIVEZ-LE

Une étude intéressante, menée à l'université d'Alberta et publiée dans le journal *Psychology of Sport and Exercice*, rapporte que pour s'astreindre à la pratique du sport il suffit d'en faire. « *Just do it* », comme l'a si bien dit la marque Nike. L'étude explique que « les individus qui réussissent à s'entraîner régulièrement n'y pensent même pas, ils se contentent vraiment de le faire », selon le Dr Sandra Cousins, professeur d'éducation physique et de loisirs à l'université d'Alberta.

Des entretiens approfondis avec quarante hommes et femmes d'Alberta, âgés de 42 à 77 ans, ont révélé que les sportifs assidus n'ont nul besoin de paroles d'encouragement pour se motiver. Ils ne réfléchissent guère au pour ou au contre de leur engagement.

« Nous pensions qu'un discours positif provoquait une participation accrue, mais quand on se penche sur le fonctionnement du sportif de base, on réalise qu'il n'en a cure », rapporte Sandra Cousins.

Voici trois méthodes infaillibles pour faire régulièrement ses exercices :

1. Établissez une routine solide, que vous suivrez loyalement : ne laissez rien entrer en ligne de compte. Programmez vos exercices à une heure réaliste. Vous vous connaissez bien. Vous savez si vous êtes capable de vous lever à 6 h du matin pour marcher ou si vous êtes trop fatigué pour vous rendre au gymnase à 18 h en sortant du travail.

2. Trouvez un partenaire de sport et mettez au point un programme que vous pouvez partager. Cela entretiendra la motivation de chacun : il est toujours plus agréable de s'entraîner à deux.

3. Choisissez des activités que vous aimez vraiment. Ne commencez pas à courir si vous détestez les exercices d'endurance en solitaire. Un peu d'imagination. Rappelez-vous ce que vous aimiez faire quand vous étiez enfant, ou osez vous lancer dans une activité que vous avez toujours eu envie d'apprendre. Prenez des cours de patin à glace ou de roller. Jouez au tennis avec l'un de vos enfants. Fréquentez les cours de danse. Commencez la natation. Achetez un vélo : les nouveaux modèles sont équipés de systèmes de vitesses démultipliés qui rendent les côtes faciles à grimper. Adoptez un chien et promenez-vous longuement avec lui. Tout est possible.

La partie aérobic de mon programme, par exemple, consiste à courir sur un tapis de marche, tous les matins, avant d'attaquer la journée. C'est mon premier geste en sortant du lit. Si j'attends plus tard, mille et une excuses, interruptions et distractions de tout ordre m'en empêchent et je ne fais pas d'exercice. Je trouve que la course matinale me donne plus d'énergie pendant la journée et me met de bonne humeur. Quand je ne peux pas le faire, pour une raison ou une autre, je suis plus facilement fatigué, tant mentalement que physiquement.

Certains des meilleurs conseils que j'ai suivis, et que je partage maintenant avec vous, m'ont été apportés par la consultation du site www.fitness.com. Visitez souvent ce site gratuit. C'est une mine d'informations, conçues pour la remise en forme et pour le respect d'un style de vie sain, à tout âge.

BOUGEZ ET RESPIREZ

Tout mouvement physique fait dépenser de l'énergie (des calories), mais celui qui en consomme le plus est incontestablement le geste aérobic. Le terme « aérobic » vient d'un mot grec signifiant « avec de l'oxygène ». Dans les cercles sportifs, il décrit tout exercice qui augmente le besoin en oxygène. L'aérobic pousse le cœur à battre plus vite pour apporter plus d'oxygène à nos muscles, qui l'utilisent pour convertir en énergie le glucose et les lipides. Le jogging, la marche rapide, la natation, le vélo, le patin, le ski de fond et la danse sont les formes d'exercice aérobic les plus populaires.

L'aérobic sollicite l'ensemble des muscles au cours de mouvements rythmés, continus et répétés, et exige un apport d'oxygène pour la production énergétique. La formule est simple : oxygène + nourriture (qui peut provenir des réserves de graisses) = production d'énergie et renforcement musculaire. Plus on bouge, plus on a besoin d'énergie et plus on consomme de calories (n'oubliez pas que les entraînements intenses, comme la course et la danse aérobic, doivent être limités à quarante-cinq minutes). L'exercice aérobic régulier améliore les performances du cœur, des poumons, des vaisseaux sanguins et des tissus, qui utilisent l'oxygène pour produire l'énergie nécessaire. Le résultat est double : le corps recouvre la santé et la graisse en excès disparaît.

DANS QUELLE MESURE ? À QUELLE FRÉQUENCE ?

Les experts recommandent une forme ou une autre d'exercice aérobic au moins trois fois par semaine, pendant un minimum de vingt à trente minutes en continu. Au fur et à mesure que vous retrouverez des forces et améliorerez votre endurance, essayez d'étendre la durée de l'exercice à un maximum de quarante-cinq minutes. N'oubliez pas, l'épuisement est inflammatoire. Si cela vous semble excessif, commencez à plus petites doses et progressez, par palier, jusqu'à la durée maximale. Si vous devez perdre un grand nombre de kilos, il est fort probable que vous n'échappiez pas à un entraînement aérobic cinq fois par semaine.

Il est important de s'exercer à un rythme assez soutenu pour augmenter la fréquence cardiaque et respiratoire. Le degré de difficulté de l'entraînement dépend, dans une certaine mesure, de l'âge du sportif, et on le détermine en mesurant aussi le pouls.

Le principe consiste à conserver une fréquence cardiaque dite « fréquence cardiaque cible ». Plusieurs méthodes permettent de déterminer ce chiffre. La plus simple est de soustraire son âge de 220, puis de calculer 60 à 80 % du chiffre obtenu. La fréquence cardiaque cible des débutants correspond à 60 %, alors que les plus confirmés peuvent travailler jusqu'à la limite de 80 %. Attention, ces chiffres correspondent à une moyenne générale et les personnes qui souffrent de problèmes médicaux doivent en discuter avec leur médecin avant d'y souscrire.

Vous pouvez mener de front plusieurs activités aérobic.

Marcher un jour, faire du vélo le lendemain. Assurez-vous seulement de les suivre avec régularité et d'y prendre du plaisir. Une remarque : n'espacez pas trop les entraînements, sinon leurs bénéfices seraient perdus. Si vous ne pouvez pas vous exercer pendant quelques jours, reprenez progressivement le programme habituel.

FEUILLE D'ACTIVITÉ PHYSIQUE
(source : ministère américain de la Santé)

Plus de 40 % des décès sont provoqués par des comportements modifiables. L'inactivité physique, associée à de mauvaises habitudes alimentaires, entraîne des pathologies qui détériorent la qualité de vie et qui déciment la population : 300 000 décès par an pourraient être évités aux États-Unis. Un style de vie sédentaire est un facteur de risque majeur. Allié à une alimentation déséquilibrée, il devient fatal. Ce cocktail est en passe de rejoindre le tabac (435 000 décès) comme principale cause des décès que l'on pourrait éviter aux États-Unis.

- Les adultes de 18 ans et plus doivent s'astreindre à trente minutes d'activité physique, pendant cinq jours de la semaine ou plus, pour rester en bonne santé. Les enfants et les adolescents ont besoin de soixante minutes d'activité physique par jour.

- Des avantages santé significatifs sont obtenus en ajoutant à son emploi du temps une quantité modérée d'exercice physique (par exemple trente minutes de marche rapide ou de râtelage de feuilles mortes, quinze minutes de course, quarante-cinq minutes de volley-ball). Et, bien sûr, qui dit plus d'activité physique, dit plus de bénéfices santé.

- Trente à soixante minutes d'activité divisées en petits segments de dix à quinze minutes au cours de la journée apportent des bénéfices sensibles. N'oubliez pas de limiter les sessions les plus longues à quarante-cinq minutes.

– Une activité physique quotidienne modérée peut réduire de façon substantielle le risque de développer ou de succomber à une maladie cardio-vasculaire, au diabète de type 2 et à certains cancers, comme le cancer du côlon. Elle participe à la réduction de la tension artérielle et du cholestérol, évite ou retarde l'ostéoporose, et réduit l'obésité, les symptômes d'anxiété, de dépression et les symptômes de l'arthrite.

Tableau de dépenses d'énergie

A. Activités sédentaires	**Dépenses énergétiques (calories/h)**
Être allongé ou dormir	90
S'asseoir calmement	84
S'asseoir et écrire, jouer aux cartes, etc.	114
B. Activités modérées	**(150-350)**
Bicyclette (8 km/h)	174
Canoë-kayak (4 km/h)	174
Danse (de salon)	210
Golf (à deux, sans caddie)	324
Équitation (pas ou trot)	246
Travail domestique léger (ménage, etc.)	246
Natation (crawl, 20 m/min)	288
Tennis (double, de loisir)	312
Volley-ball (loisir)	264
Marche (3 km/h)	198

C. Activités vigoureuses	**Plus de 350**
Danse aérobic	546
Basket (de loisir)	450
Bicyclette (20 km/h)	612
Cours de gym	756
Football	498
Patin à glace (14 km/h)	384
Squash	588
Roller (14 km/h)	384
Jogging (10 mn pour 1,5 km/h, 10 km/h)	654
Laver par terre	440
Natation (crawl, 45 m/min)	522
Tennis (simple, de loisir)	450
Ski de fond (8 km/h)	690

– Les maladies cardio-vasculaires (crises cardiaques, infarctus) sont les premières causes de mortalité des hommes et des femmes aux États-Unis. Les inactifs sont deux fois plus sujets aux maladies cardiaques et coronariennes que ceux qui pratiquent une activité physique régulière. Les risques liés à l'inactivité physique sont presque aussi élevés que ceux liés au tabagisme, à l'hypertension artérielle et à l'hypercholestérolémie.

Vous trouverez ci-dessus un tableau qui décompte le nombre de calories brûlées, en une heure, au cours d'activités diverses. Dans *Ma promesse minceur*, je ne me focalise pas sur les calories, mais ce tableau permet de prendre conscience de l'importance du travail physique. Le simple fait d'ajouter quinze minutes d'exercice modéré à son programme quotidien a des effets significatifs sur la santé et l'apparence.

STRETCHING : PARVENEZ À LA SOUPLESSE

Le stretching, trop souvent négligé, est pourtant important pour préserver la souplesse, la solidité des muscles et des articulations, et les rendre moins sujets aux blessures. Voilà pourquoi il constitue une partie essentielle de l'échauffement avant l'activité physique, et des mouvements de relaxation qui la suivent.

Passer quelques minutes par jour à s'étirer lentement et délibérément participe aussi à un contrôle plus efficace du stress. Le stretching doux donne la possibilité de fermer momentanément la porte aux soucis et de se concentrer, physiquement et mentalement, sur cette seule activité. Essayez de lui accorder ne serait-ce que cinq à dix minutes quand vous rentrez le soir. Vous constaterez vous-même à quel point cela vous relaxera et serez étonné de prendre conscience des tensions qui s'étaient accumulées au cours de la journée. Les livres et les articles qui détaillent des mouvements de stretching spécifiques sont légion. Un bon entraînement doit solliciter chacun des groupes musculaires principaux et ne pas excéder cinq à dix minutes. Assurez-vous d'étudier les « règles de l'étirement » avant de vous lancer.

RÈGLES DE L'ÉTIREMENT

- Commencez par un bon échauffement : lorsqu'ils sont chauds, les muscles, les tendons et les ligaments sont plus souples et s'étirent plus facilement. Étirer des muscles froids peut provoquer des déchirures.
- Les étirements devraient toujours être doux et progressifs.
- Maintenez chaque stretch en restant immobile pendant dix à vingt secondes, ce qui permet au muscle de s'allonger lentement.
- Ne faites pas de gestes saccadés. Le rebond entraîne le raccourcissement des fibres musculaires et non leur élongation.
- Arrêtez l'étirement au point de résistance : si le mouvement devient douloureux, vous y allez trop fort.
- Ne vous dépêchez pas de finir vos exercices d'étirement. Profitez-en pour vous préparer mentalement et physiquement aux activités qui vont suivre.

ENTRAÎNEMENT DE FORCE ET D'ENDURANCE

Le *National Institute of Aging* (NIA, institut national du vieillissement) possède son propre site (www.niapublications.org), une source d'information remarquable sur toutes les formes de sport. On y trouve même des dessins et les animations de certains exercices dans les catégories suivantes :

1. résistance,
2. endurance,
3. équilibre,
4. stretching.

Les exercices de musculation sont conçus pour augmenter la masse musculaire et consolider les os. Même de très petits changements de la consistance des muscles redonnent de la force, particulièrement chez les personnes qui en ont perdu beaucoup. Une augmentation de la masse musculaire invisible à l'œil peut suffire à rendre possible la réalisation des gestes les plus essentiels : se lever d'une chaise ou monter un escalier.

Les exercices de musculation consistent à soulever ou à pousser des haltères et à augmenter progressivement le poids mobilisé. Vous pouvez vous servir d'haltères de chevilles ou de poignets vendus dans les magasins de sport et certains supermarchés. Ils sont bon marché et restent indestructibles, même après des années de service.

Investissez aussi dans un élastique de résistance (cela ressemble à un élastique géant) dans un magasin de sport, qui vous permettra d'aborder d'autres exercices de musculation, ou utilisez l'équipement adapté dans un centre de fitness.

À QUELLE DOSE, À QUELLE FRÉQUENCE ?

– Effectuez des exercices de musculation qui sollicitent la majorité des muscles au moins deux fois par semaine. Ne faites pas d'exercices qui font travailler le même groupe musculaire deux jours de suite.

– Selon votre état de santé, il est possible que vous deviez commencer en n'utilisant que de tout petits poids de 500 g ou de 1 kg, voire pas d'haltères du tout. Les tissus qui lient les structures du corps ont besoin d'un temps d'adaptation à l'activité physique.

– Soulevez le moins de poids possible la première semaine, puis ajoutez-en progressivement. Commencer avec des poids trop lourds entraîne des blessures.

– Vous devez, petit à petit, parvenir à soulever un poids qui représente un défi pour vous. Si vous ne dépassez pas vos limites, vos efforts ne seront pas payés en retour.

– Répétez huit à quinze fois un mouvement de musculation. Attendez une minute, puis recommencez une nouvelle série, de huit à quinze, du même mouvement. (Astuce : pendant la pause, étirez le muscle que vous venez de solliciter, ou alternez avec un exercice différent, qui implique un autre groupe musculaire.)

– Prenez trois secondes pour soulever ou pousser un poids. Gardez la position pendant une seconde, et prenez trois secondes de plus pour le remettre à sa place initiale. Ne laissez pas l'haltère retomber, il est très important de l'abaisser doucement.

– Soulever ou pousser un haltère doit être « difficile ». Mais pas « très très difficile ». Si vous ne réussissez pas à pousser un poids huit fois de suite, c'est qu'il est trop lourd pour vous : réduisez le poids mobilisé. Si vous pouvez le soulever plus de quinze fois de suite, c'est qu'il est trop léger : augmentez le poids.

– Étirez-vous juste après la musculation, lorsque les muscles sont chauds. Si vous attaquez le stretching avant la musculation, assurez-vous d'échauffer d'abord les muscles (en marchant rapidement ou en brassant l'air avec les bras, par exemple).

ASTUCES SÉCURITÉ POUR LA MUSCULATION

– Ne retenez pas votre respiration pendant les exercices. Inspirez et expirez normalement. Retenir sa respiration pendant l'effort peut entraîner des modifications de la tension artérielle. Ceci est plus particulièrement vrai pour les personnes souffrant de problèmes cardio-vasculaires.

- Si vous avez subi une opération du genou ou de la hanche, ou si vous portez une prothèse, vérifiez avec votre chirurgien avant de faire des exercices qui sollicitent le bas du corps.

- Évitez de lancer les poids pour les placer dans la position voulue. Cela pourrait provoquer des blessures. N'esquissez que des gestes sûrs et modérés.

- Évitez de verrouiller les articulations des bras et des jambes dans une position particulière. (Une astuce pour redresser les genoux : serrez les muscles des cuisses. Cela soulèvera les genoux et les protègera.)

- Expirez pendant l'effort (en levant ou en poussant le poids) et inspirez en relâchant. Par exemple, si vous levez la jambe, expirez en la levant, et inspirez en la baissant. Une technique qui, au départ, semble contre nature. Vous devrez probablement vous efforcer de ne pas l'oublier pendant un certain temps avant qu'elle devienne naturelle.

- Des douleurs musculaires et une fatigue légère, qui durent quelques jours après l'entraînement, sont normales. L'épuisement, les articulations douloureuses et des tiraillements musculaires désagréables ne le sont pas. Si vous éprouvez ces derniers symptômes, c'est que vous en faites trop.

- Aucun des exercices pratiqués ne doit être douloureux. L'amplitude à laquelle vous bougez les jambes et les bras ne doit jamais entraîner de souffrance.

COMMENT PROGRESSER ?

- Augmenter progressivement le nombre de poids utilisé est capital pour améliorer ses performances.

- Dès que vous manipulez sans problème entre huit et quinze fois un poids, augmentez au cours de la séance suivante le poids que vous utiliserez.

- Exemple de progression graduelle : commencez avec un poids que vous n'arrivez à soulever que huit fois. Persévérez jusqu'à ce que vous deveniez assez fort pour le soulever douze à quinze fois. Ajoutez plus de poids pour qu'à nouveau vous ne puissiez le soulever que huit fois. Poursuivez jusqu'à ce que vous puissiez le soulever douze à quinze fois, puis ajoutez plus de poids. Continuez le processus.

ASTUCES POUR VOUS Y METTRE… ET CONTINUER

J'espère vous avoir convaincu que vous serez en meilleure santé et plus heureux si vous accordez une petite place à l'activité physique dans votre emploi du temps quotidien. C'est un changement qui mérite d'être opéré. Voici quelques trucs pour vous aider à commencer du bon pied :

1. consultez votre médecin. Il est sage d'obtenir son accord avant de se lancer dans un programme d'exercices, particulièrement si l'on est affligé de quelques problèmes de santé ;
2. déterminez des objectifs, à court terme, sans rapport avec l'amincissement. Il est important de considérer le sport comme une activité de valeur, indépendante de la fluctuation des kilos. Gardez une trace de vos progrès et racontez vos prouesses à vos amis et à votre famille ;
3. adoptez un plan précis et notez-le noir sur blanc ;

4. continuez de vous fixer des buts réalistes au fur et à mesure de votre évolution physique, et ne les oubliez pas ;
5. consacrez un calepin au détail de vos progrès et assurez-vous qu'il soit à jour ;
6. notez-y votre poids et/ou votre pourcentage de graisse corporelle ;
7. améliorez votre programme fitness en fonction des progrès effectués ;
8. exigez le soutien et la compagnie de votre famille et de vos amis ;
9. partagez vos succès avec votre entourage ;
10. évitez les blessures en restant prudent. Associez un échauffement et un moment de relaxation à tout entraînement. Ils font partie intégrante de l'exercice ;
11. récompensez-vous régulièrement de votre persévérance et de vos mérites !

PRISE DE POIDS ET OBÉSITÉ LIÉES AU STRESS

Le stress est particulièrement destructeur, tant sur le plan émotionnel que physique. Malheureusement, la société actuelle nous soumet tous à d'importantes quantités de stress, et rien ne laisse supposer que cette situation doive s'améliorer rapidement.

De nombreuses circonstances de la vie quotidienne produisent du stress. Les disputes en famille, avec les amis, les collègues, le manque de sommeil, les soucis de tout ordre, familiaux ou financiers, la pression constante de répondre aux exigences domestiques et professionnelles... Même les jeux trop intenses peuvent être stressants. Les guerriers du week-end qui compensent toute une semaine d'inactivité en consacrant des heures à un hobby difficile se placent également en situation de stress.

LE CORTISOL, L'HORMONE DU STRESS ET DE LA MORT

Sous l'effet du stress, les glandes surrénales produisent des hormones : l'épinéphrine (l'adrénaline), la norépinéphrine (noradrénaline) et le cortisol.

Le cortisol est un glucocorticoïde appartenant à un groupe d'hormones stéroïdes qui comprend la cortisone. Il est lié aux glucides, aux protéines et au métabolisme lipidique, et possède des propriétés anti-inflammatoires. À mesure que nous avançons en âge, les hormones de la jeunesse, comme la testostérone, les œstrogènes et l'hormone de croissance, tendent à décliner. Le cortisol, en revanche, augmente avec l'âge et un excès de cortisol peut devenir pro inflammatoire.

Lorsque nous sommes stressés (que ce soit dû à la peur, à l'anxiété, à un traumatisme physique ou émotionnel, ou à l'épuisement), les hormones du stress, l'épinéphrine et la norépinéphrine, augmentent. Elles retrouvent des niveaux normaux lorsque le stress retombe. Chez une personne jeune, les taux de cortisol retournent également à la normale en quelques heures. Mais, parce qu'ils augmentent avec l'âge, les taux de cortisol d'une personne plus âgée restent élevés pendant plus longtemps. Or des taux de cortisol élevés exercent une action catabolique : ils détériorent les muscles et abîment l'organisme en détruisant les tissus. C'est pour cela que l'on surnomme le cortisol « l'hormone de mort », un sobriquet aux mérites douteux.

COMMENT LE STRESS PROVOQUE-T-IL LA PRISE DE POIDS ?

Le cortisol stimule le métabolisme lipidique et le métabolisme glucidique pour procurer rapidement de l'énergie (un processus surnommé la réaction « se battre ou se sauver »). Il stimule ainsi une libération d'insuline, élaborée afin de stabiliser la glycémie qui tend à s'élever. Résultat : un regain d'appétit. Si l'on est soumis à un stress chronique, associé à un taux chroniquement élevé de cortisol, on risque d'avoir faim tout le temps et de trop manger.

Le cortisol influence également la répartition de la masse lipidique corporelle. Une étude fascinante sur les effets de la libération de cortisol au cours du stress chronique et aigu chez les femmes minces a été publiée dans le journal *Psychosomatic Medecine*, en 2001. L'étude démontre clairement que le cortisol en excès contribue au stockage de la graisse viscérale, particulièrement dans la région abdominale. Comme nous le savons, il existe deux types de graisses : sous-cutanée (sous la peau) et viscérale (dans l'abdomen et autour des organes vitaux). Dans l'histoire de Hope (cf. chapitre 8), la masse lipidique était concentrée sur l'abdomen (ce qu'on appelle aussi « obésité centrale »). Hope n'était pas dangereusement trop grosse, mais elle avait de la graisse en excès autour de la taille, et cela se voyait.

L'obésité centrale peut être à l'origine de toute une série de problèmes de santé comme les maladies cardiaques et le diabète. À cause de la menace sérieuse qu'elle représente, on lui donne aussi le nom de « graisse toxique ». Avant, les femmes s'inquiétaient de la taille de leurs hanches. Pourtant, quand on évoque un surpoids général, il est préférable que les kilos en trop soient localisés sur les hanches que sur l'estomac, sur le plan esthétique comme sur le plan de la santé. Les études indiquent que les femmes (et les hommes) qui stockent leur graisse dans la région abdominale présentent des taux de cortisol et de stress plus élevés que ceux dont la graisse est concentrée sur les hanches.

LE RÔLE DU CHOLESTÉROL

La graisse viscérale est métabolisée par le foie, qui la transforme en cholestérol et la fait circuler dans le sang. C'est le « mauvais » cholestérol, les lipoprotéines de basse densité ou LDL, qui se déposent dans les artères et forment la plaque d'athérome (un dépôt lipidique qui se forme sur la paroi interne des artères). Quand la plaque d'athérome s'installe, elle rétrécit l'artère, ce qui entraîne l'athérosclérose. Les chercheurs ont également constaté qu'une importante consommation de graisses saturées, comme le beurre et les graisses que l'on trouve dans les viandes rouges, peut conduire à l'accumulation de graisse viscérale. Le fort pourcentage d'Oméga-3 apporté par le saumon sauvage, les anchois, les sardines et d'autres poissons des mers froides, associé à celui des compléments d'huile de poisson, vous aidera à vous débarrasser de cette forme de graisse mortelle : les acides gras essentiels contenus dans ces aliments font baisser les taux de cortisol.

En résumé, des taux élevés de cortisol produisent une série d'effets négatifs, dont :

– une inflammation accrue,
– l'augmentation de la sécrétion d'insuline,
– un appétit décuplé,
– le stockage des graisses, surtout dans la région abdominale,
– un risque accru de crises d'acné. L'acné est une maladie inflammatoire systémique, et le stress précipite et aggrave les crises,
– la mort des neurones. De hauts niveaux de stress atrophient littéralement le cerveau et d'autres organes,
– la destruction du système immunitaire,
– la fonte de la masse musculaire,
– un processus de vieillissement accéléré.

Un excès de cortisol peut, par ailleurs, conduire à la disparition progressive des protéines, dont le collagène, la protéine la plus abondante dans le corps humain. Conséquence : un amincissement des tissus, et en particulier de la peau. Souvenez-vous, l'excès de cortisol est « catabolique », c'est-à-dire qu'il détruit les tissus. Dans le cas d'un stress aigu, par exemple, il

« retire » les protéines de la peau et les « envoie » dans le muscle, pour préparer l'organisme à la réponse surrénale (le cortisol est une hormone surrénale). La peau, plus fine, devient translucide : les vaisseaux sanguins et les veines sont très apparents.

RÉDUIRE LE STRESS POUR MINCIR ET RETROUVER LA FORME

L'exercice modéré et régulier n'est pas la seule arme à disposition. De nombreuses autres activités réduisent le stress. Elles sont faciles à mettre en œuvre et gratuites pour la plupart d'entre elles :

– La contemplation : la prière, la méditation ou le yoga. Se promener dans le parc, sur la plage ou dans la forêt. Lire un bon livre et passer du temps avec des amis : toutes activités dont les avantages ont été prouvés. Des recherches conduites par Paul Ekman, du centre médical de San Francisco de l'université de Californie, suggèrent que la méditation et la concentration domptent l'amygdala, une région du cerveau qui serait le centre de la mémoire de la peur. Les scientifiques qui travaillent dans le champ de la neuroplasticité ont découvert que la façon dont nous nous concentrons peut changer la biologie même du cerveau. Une autre bonne raison d'éviter de regarder la télévision. De nombreux programmes sont conçus précisément pour élever nos taux de cortisol, que ce soit le stress du tribunal, des services d'urgences, les scènes de violence gratuites et d'humiliation, le journal du soir, et même le spectacle de son équipe sportive favorite en train de se faire rosser.

– Le pouvoir guérisseur des animaux familiers : les relations normales, au quotidien, avec nos partenaires et nos enfants peuvent être stressantes, quel que soit l'amour qu'on leur porte. Je l'ai déjà dit, mais je ne le répéterai jamais assez : ce que j'ai trouvé de mieux, depuis toujours, pour me soulager du stress, c'est de passer du temps avec mon chien. Non seulement sa personnalité courageuse et ses lubies me font rire, mais sa dévotion et sa loyauté sans borne sont toujours gratifiantes : elles me mettent du baume au cœur. Des centaines d'études ont prouvé, de façon infaillible, que la compagnie d'un animal qui aime sans juger, est positive pour l'homme, mentalement, physiquement et émotionnellement. Il a été démontré que le simple fait de caresser un chien ou un chat faisait baisser le pouls, le stress et l'anxiété, réduisait la tension artérielle et ralentissait la respiration. Regarder des poissons dans un aquarium déclenche des réactions similaires car c'est une activité réconfortante, propice à la méditation. Vu les valeurs records qu'atteignent les taux de stress et d'obésité, plus question d'hésiter à adopter un animal aimant dans un refuge local. Cette bonne action a toutes les chances de sauver deux vies : la sienne et la nôtre.

– Rire pour maigrir : il faut suivre des stratégies de réduction du stress pour perdre du poids, mais aussi pour préserver son état de santé. Comme nous pouvons le voir, le taux de stress chronique n'a rien d'anodin. Il se trouve que le rire est un excellent antidote au stress. Nous avons tous entendu parler du rire médecin. Une image populaire bien rodée qui, comme souvent, possède une part de vérité. Il a été démontré que le rire améliorait réellement la santé et combattait la maladie. En 1989, des chercheurs de l'école de médecine de l'université de Loma Linda ont mené une étude sur le sujet. Elle a établi que le rire réduit l'épinéphrine, le cortisol, la dopamine et l'hormone de croissance : quatre des hormones neuro-endocrines associées à la réponse au stress. Ils ont également découvert que le rire jouait un rôle significatif dans le renforcement du système immunitaire et la réduction de la tension artérielle. Il relaxe les muscles et produit un sentiment général de bien-être.

– Prenez le temps de boire un thé : en dehors de l'eau, le thé est la boisson la plus consommée dans le monde. Il existe de nombreuses variétés de thés et elles possèdent toutes des propriétés santé. Pour notre objectif, nous allons nous concentrer sur les formes de thé les plus populaires, bien connues pour leur capacité antioxydante supérieure. Ce sont les thés blanc, noir et vert.

1. Thé blanc : un thé chinois dont les feuilles, non fermentées, sont de couleur ambre, et dont seules les extrémités de la plante sont utilisées. Une étude récente sur le thé blanc a confirmé ce qui suit : l'action antivirale et antibactérienne du thé blanc est plus puissante que celle du thé vert. L'efficacité antivirale et antibactérienne de nombreux dentifrices dont Aim, Aquafresh, Colgate et Crest, a été accrue par l'ajout d'extrait de thé blanc. L'extrait de thé blanc possède une action antifongique sur le Penicillium chrysogenum et le Saccharomyces cerevisaiae, et peut avoir une application dans l'inactivation des microbes pathogènes humains, c'est-à-dire, les bactéries, les virus et les champignons.
2. Thé noir : composé de feuilles de thé vert qui ont été oxydées, ou fermentées, le thé noir est, de loin, le plus consommé des thés, particulièrement aux États-Unis. Il donne un breuvage rougeâtre caratéristique. Il est cardio-protecteur, possède des propriétés anticancéreuses, booste les défenses naturelles de l'organisme, améliore le flux sanguin vers les coronaires et accélère le rétablissement après une crise cardiaque.
   Les nutriments végétaux du thé sont des flavonoïdes, une partie intégrale du monde végétal qui possède d'importantes fonctions antioxydantes. Ils aident à désactiver les radicaux libres et à réduire l'inflammation nocive. Une seule tasse de thé fournit environ 200 mg de flavonoïdes, dont beaucoup sont libérés au cours de la première minute d'infusion.

3. Le thé vert : originaire de Chine, du Japon et d'autres régions de l'Asie, il provient des feuilles fraîches de la plante de thé qui sont passées à la vapeur, roulées puis séchées à haute température. Son rôle dans l'amincissement en fait le chouchou de *Ma promesse minceur.*
Pour en savoir plus sur les avantages santé du thé, faites un tour sur le site www.doctissimo.fr, à la rubrique thé et santé.

Que trouve-t-on dans une tasse de thé ?

Substance	Particularités
Catéchines :	plus de la moitié du contenu total de cachétine est composée d'epigallocatechin gallate, connu aussi sous le nom d'EGCG. C'est un antioxydant vingt fois plus puissant que la vitamine C.
Théarubigines :	un complexe de flavonoïdes qui se développe quand les feuilles du thé fermentent et noircissent.
Théaflavines :	produites également au cours de la fermentation des feuilles.

Substance	Particularités
Caféine :	stimulant léger trouvé dans le thé. Une tasse de 200 ml contient une moyenne de 40 mg de caféine. La même quantité de café instantané en contient 64 mg, et jusqu'à 150 mg pour du café non instantané. (Le thé vert et le thé blanc contiennent encore moins de caféine.)
Tanin :	un type de flavonoïde qui ajoute du goût, de la force et de l'amertume au thé, en plus de ses propriétés antioxydantes.

Les études ont montré ses propriétés dans la thermogenèse et l'oxydation des graisses. Elles ont prouvé qu'il évite l'absorption des lipides et permet de garder sous contrôle l'excès de graisse corporelle. Une étude récente, parue dans les *Annals of Nutrition & Metabolism*, en 2005, établit pour la première fois qu'une complémentation en EGCG, le polyphénol le plus abondant du thé vert, freine réellement l'obésité liée à l'alimentation. Selon cette étude, l'EGCG exercerait une influence directe sur le tissu adipeux. L'étude conclut : « La complémentation alimentaire en EGCG devrait être considérée comme un traitement de l'obésité, naturel et précieux. » Une étude récente, conduite au Royaume-Uni, a montré que les agents chimiques du thé inhibent également une molécule qui joue un rôle important dans le développement du cancer. Le thé vert a la réputation de contribuer au traitement de l'arthrite, à la réduction de la glycémie et à la baisse de la tension artérielle. Achetez toujours du thé vert bio.

– Horloge interne : comme nous l'avons déjà évoqué, la régularité est la clé du succès pour persévérer dans la pratique d'un sport. Les êtres humains sont pétris d'habitudes, pour le meilleur et pour le pire. Nous aimons manger nos repas à la même heure, aller nous coucher à la même heure, etc. Il y a une excellente raison à cela. L'organisme a besoin d'observer un rythme circadien, c'est-à-dire un rythme fondé sur un cycle de 24 heures. Pendant des milliers d'années, ce n'était pas un problème. Les hommes allaient dormir quand le soleil se couchait et se levaient avec lui. Mais ce temps est révolu, et ce n'est pas un changement positif car les scientifiques ont découvert que le dérèglement de ce cycle déclenche une série de troubles du métabolisme.

  Veiller trop tard, grignoter à n'importe quelle heure de la journée et sauter des repas : autant de facteurs qui dérangent les gènes aux commandes des rythmes quotidiens dans le cerveau et dans l'ensemble de l'organisme. Une étude a établi que « l'horloge interne », dont les scientifiques croyaient qu'elle se situait uniquement dans la partie centrale du cerveau, est également présente dans celle qui détermine l'appétit.

  Il apparaît aujourd'hui que l'horloge biologique intervient aussi dans plusieurs parties du corps. Elle ne gouverne pas seulement le cycle du sommeil, mais aussi des fonctions précises dont l'équilibre électrolytique, la température du corps, la consommation d'oxygène et l'appétit. Si l'on en croit un de ses chercheurs principaux, le Dr Joseph Bass, cette découverte n'offre pas de solution immédiate au problème de l'obésité, ni aux troubles de la santé qui y sont associés, comme le diabète. En revanche, elle s'ajoute au faisceau d'indices qui établissent l'importance de la régularité dans les habitudes alimentaires. Il semble que la synchronisation des heures de repas possède un impact direct sur le poids.

Selon un autre membre de l'équipe, l'étude apporte de nouvelles preuves génétiques que les conséquences physiologiques de l'horloge biologique, comme le sommeil et l'appétit, sont reliées aux niveaux moléculaires et comportementaux. En fait, il faudrait recommencer à calquer le rythme de nos existences quotidiennes sur des cycles auxquels nous sommes habitués depuis la nuit des temps, comme le lever et le coucher du soleil. Certes, il serait impensable aujourd'hui de se coucher au crépuscule, mais se lever à l'aube relèverait du bon sens. Voilà une bonne excuse pour ne pas rester debout jusqu'à des heures indues. Car le manque de sommeil, curieusement, entraîne un regain d'appétit et de fringales sucrées, qui sont à l'origine des kilos en trop.

Dans l'idéal, on devrait observer un schéma régulier : aller se coucher à la même heure tous les soirs, se lever à la même heure tous les matins et s'alimenter à la même heure. Nous devons établir un emploi du temps pour notre organisme, tout comme nous en suivons un pour les autres facettes de l'existence. Si vous avez un enfant, vous n'ignorez pas à quel point la régularité est importante pour son bien-être, et surtout lorsqu'il est encore bébé. Nous savons tous ce qui arrive quand ses habitudes sont chamboulées ! Alors, osez prendre soin de vous-même comme si vous étiez un bébé, vous vous sentirez mieux, serez plus heureux et moins susceptible de vous ruer sur le contenu du frigo.

– Dormir pour maigrir : une étude de l'université de Chicago a démontré que le manque de sommeil pousse à trop manger. Quand on ne dort pas assez, le niveau de ghréline (une hormone produite par les cellules de l'estomac) à qui l'on attribue l'apparition de la sensation de faim augmente. Et la leptine baisse. Cette hormone, produite par nos cellules lipidiques, supprime l'appétit et pousse à la combustion des réserves de graisses. Il est facile de voir l'influence de ce phénomène sur les fringales et la prise du poids. La population étudiée, qui manquait le plus de sommeil, craquait pour des aliments riches en glucides, comme les bonbons, les pâtes et le pain. Selon le directeur de l'étude, le Dr Eve Van Cauter, les niveaux de cortisol étaient plus élevés, eux aussi, pendant les périodes de manque de sommeil, et baissaient lorsque les sujets étaient parfaitement reposés. Les participants métabolisaient le glucose avec moins d'efficacité. Le Dr Van Cauter a rapporté que les conséquences du manque de sommeil sur le métabolisme du glucose étaient identiques à celles que l'on trouve chez les personnes âgées. Elle en a donc conclu qu'un manque de sommeil chronique pouvait avoir des conséquences néfastes à long terme sur l'organisme. La prise de poids et une probable accélération du processus de vieillissement n'en seraient pas les moindres.

– Boire de l'eau : la simple logique nous fait jeter de l'eau sur un incendie pour l'éteindre. Il est donc parfaitement sensé de penser que l'eau peut contribuer à réprimer l'inflammation cellulaire qui sévit dans l'organisme. Et d'ailleurs, c'est le cas : l'eau réduit l'inflammation dans le corps.

Environ 65 à 70 % du poids corporel est composé d'eau. Elle maintient l'hydratation de l'organisme, transporte l'oxygène vers le sang et aide à transporter des nutriments dans le système sanguin. L'eau est nécessaire pour conserver une température interne idéale. En réalité, presque chacune de nos fonctions biologiques est tributaire de l'eau.

L'eau réfrène naturellement l'appétit et aide le corps à métaboliser ses réserves lipidiques. Inversement, une augmentation de l'apport en eau réduit les dépôts de graisses. L'un des rôles du foie est de convertir les réserves de lipides en énergie. Parce que nos reins ne peuvent foncionner correctement s'ils manquent d'eau, le foie intervient et assiste la fonction rénale. Malheureusement, le foie n'est plus alors capable de métaboliser les lipides aussi vite, et avec autant d'efficacité qu'à l'ordinaire. Résultat, il métabolise moins de graisses, la masse adipeuse stockée s'accumule et le processus d'amincissement s'interrompt.

L'eau est essentielle pour le métabolisme lipidique. Plus on pèse lourd, plus on a besoin d'eau. Il suffit que le corps soit déshydraté, même légèrement, pour qu'il perde 3 % de sa capacité métabolique, ce qui provoque la prise de 500 g de graisse, tous les six mois. La déshydratation corporelle accentue également le développement de composés inflammatoires qui influent sur le vieillissement. C'est aussi une cause majeure de fatigue.

Lorsqu'on procure à l'organisme son quota adéquat d'eau (de six à huit verres de 225 ml par jour, soit environ 1,5 litre d'eau par jour), on observe généralement une baisse de l'appétit. Les femmes et les body-builders boivent rarement assez parce qu'ils ont peur de souffrir de ballonnements. Erreur, l'eau ne fait pas gonfler. En fait, c'est le contraire qui se produit : plus de graisses sont métabolisées, plus de déchets sont éliminés et la ligne s'affine.

Comme nous pouvons le constater, se laisser aller à l'embonpoint est aussi le résultat de processus inflammatoires. Pour les combattre, il existe des recettes anti-inflammatoires simples :

– suivre le régime anti-inflammatoire,
– observer un programme d'exercices réguliers (idéalement au quotidien),

– dormir assez,
– ne pas sauter de repas,
– ne pas grignoter pendant la journée,
– s'hydrater convenablement,
– apprendre à contrôler le stress.

La partie suivante de l'ouvrage présente mon programme en 14 jours. En tout juste deux semaines, vous découvrirez une nouvelle façon de vivre. Si vous profitez des nombreuses astuces alimentaires du chapitre 8, si vous consommez les aliments préconisés et rejetez les autres, et si vous suivez le programme de 14 jours présenté au chapitre 9, vous perdrez du poids et vous ne le reprendrez pas, vous vous sentirez en bonne santé et serez enfin plus épanoui.

TROISIÈME PARTIE

Le programme

Chapitre 8

Astuces importantes à propos du régime minceur Perricone en 14 jours

« Passé trente ans, le corps n'en fait plus qu'à sa tête ! »

BETTE MIDLER

Si vous partagez l'amertume de Bette, ne désespérez plus. Mon régime minceur en 14 jours gommera le passage des années !

L'histoire de Hope est un exemple caractéristique du succès de mon programme. C'est aussi la meilleure façon, me semble-t-il, de vous le présenter. Des millions de personnes ont vu Hope, pour la première fois, lorsqu'elle m'a accompagnée sur le plateau d'Oprah Winfrey. Elle était venue témoigner de l'efficacité de ma méthode de la façon la plus directe : en s'exposant aux regards. Sa métamorphose a laissé le public sans voix. Les photos avant-après et les preuves de visu ont complètement bluffé les spectateurs.

Hope affichait une peau de jeune fille, une silhouette fine et une santé éclatante : elle irradiait de vitalité et d'énergie.

À priori, 66 kg pour 1,70 m semble être un poids équilibré. Mais pas pour Hope, dont les rondeurs s'étaient concentrées en bas du corps, et particulièrement dans la région abdominale. Ses réserves de graisse « viscérale » l'alourdissaient. Une masse lipidique plus problématique pour la santé que la

L'histoire de Hope

Hope commença à suivre mon régime au cours d'une période très pénible de sa vie pendant laquelle elle dût affronter des problèmes émotionnels et des soucis de santé. Au lieu de s'effondrer sous le poids du stress, elle décida de tester le programme Perricone. Le rapport de cause à effet entre l'alimentation et la santé avait toujours intéressé la jeune femme. Elle lut mes livres et réalisa qu'une alimentation inflammatoire génère et amplifie de nombreux troubles physiques. Ma démonstration l'avait convaincue. Ses problèmes de santé n'étaient-ils pas la conséquence directe d'une alimentation composée de plats à emporter bien gras et de petites choses à grignoter lestées à l'amidon ?

Pendant quelques jours, Hope ne consomma plus que des aliments aux propriétés anti-inflammatoires indéniables. Leurs bénéfices furent immédiats, et elle décida d'inculquer cette nouvelle façon de se nourrir à son mari et à son fils de onze mois.

« Avant le programme, je ne me sentais pas très bien après les repas, confessa Hope. J'avais l'impression que les aliments tombaient comme du plomb au fond du ventre et y restaient tout bonnement coincés. J'ai toujours été très fragile de l'estomac. Je ne l'ai vraiment réalisé qu'en commençant à suivre la méthode du Dr Perricone : c'est là que j'ai senti la différence. »

La lourdeur d'estomac n'était pas le seul symptôme désagréable éprouvé par Hope. « Mon corps était flasque et couvert de vergetures, raconte-t-elle. La peau de mon visage avait été abîmée par le soleil... Elle était rouge et enflammée. J'avais des éruptions de bouton et les rides commençaient à poindre. »

Hope remplaça le café par du thé vert et beaucoup d'eau minérale. Elle réduisit sa consommation de viande rouge et s'initia au poisson frais, particulièrement au saumon sauvage. Les aliments riches en amidon, en sucre ou trop industrialisés furent éliminés de sa diète au profit des flocons d'avoine, des fruits frais et des légumes, des yaourts nature, des noix et des graines non salées. « Dès le premier matin, j'ai adoré mon nouveau petit déjeuner, assure Hope. J'ai eu tout de suite beaucoup plus d'énergie et cette sensation a duré. Je me sentais incroyablement mieux. J'ai demandé à mon mari, John, s'il avait lui aussi éprouvé une différence. Il n'avait jamais ressenti un tel bien-être auparavant. Nous n'en revenions pas. Personne ne nous avait appris à bien nous alimenter. »

Hope perdit rapidement cinq kilos et John six. En seulement trois jours, les rougeurs et les bouffissures de son visage commencèrent à régresser. Après quatre semaines de régime, Hope était devenue une nouvelle femme. Quand la photo « avant » apparut sur les écrans, au cours de l'émission d'Oprah Winfrey, le public vit l'image d'une dame légèrement trop ronde, au teint rougeaud et marbré. La caméra fit alors un zoom sur Hope, assise parmi les spectateurs. Ils eurent un choc. Son teint était éclatant, sa peau de pêche respirait la beauté et la santé. Plus un soupçon de rougeur ou de bouffissure. Son corps était devenu mince et tonique. Les spectateurs avaient du mal à croire qu'un simple régime puisse accomplir de tels changements. À tort. Hope est, encore aujourd'hui, la preuve vivante de l'efficacité du style de vie anti-inflammatoire.

graisse sous-cutanée, plus courante, qui s'installe juste sous la peau. La graisse viscérale entoure les organes vitaux. Elle est métabolisée par le foie, qui la transforme en cholestérol. Les individus qui consomment beaucoup de corps gras saturés et ceux qui ont peu, ou pas d'activité physique, y sont plus sujets. Hope ne ressemblait pas au légume télévisuel type, mais elle se gavait de junk-food, d'aliment gras trans et de matières grasses saturées.

En suivant le régime anti-inflammatoire Perricone, Hope a perdu cinq kilos : que de la graisse et pas un gramme de muscle. Un succès remarquable, qui l'a transformée tant sur le plan physique que psychologique. Les spectateurs d'Oprah, dans tous les pays où l'émission est diffusée, en sont restés abasourdis. C'est leur réaction qui m'a encouragé à écrire ce livre. L'histoire de Hope n'est qu'une anecdote parmi tous les récits qui témoignent de l'efficacité du programme Perricone. Mais elle peut être une source d'inspiration, voire un soutien moral, pour tous ceux qui hésitent encore à se lancer dans le processus qui va changer leur vie.

AVANT DE COMMENCER LE RÉGIME MINCEUR PERRICONE

Gardez ces trois astuces en tête pour obtenir les meilleurs résultats du programme en 14 jours :

1. N'oubliez pas que chaque repas, ou en-cas, doit comprendre : des protéines, des glucides à faible index glycémique, des acides gras essentiels.

2. Mangez toujours les protéines en premier. Commencez par le cocktail de crevettes ou l'entrée de saumon fumé. Le jour de Noël, attaquez d'abord la dinde, que vous ferez suivre d'une salade verte et de légumes. Pourquoi ? Parce que les protéines freinent l'appétit. Elles se digèrent beaucoup plus lentement que les féculents, même les féculents riches en fibres. Et elles n'ont pas d'effet sur la glycémie.

3. Gardez les fruits frais pour la fin du repas. Vous empêcherez ainsi les sucres naturels qu'ils contiennent de passer rapidement dans le sang. L'objectif est d'éviter les pics glycémiques, qui déclenchent la libération d'insuline. Souvenez-vous de cette équation : libération d'insuline = réserves lipidiques !

QUELQUES DONNÉES SUR LE POISSON

Le poisson occupe une place prépondérante dans le régime anti-inflammatoire. De nombreuses personnes prétendent « détester » le poisson, et particulièrement le saumon. Mais lorsqu'on découvre ses formidables atouts minceur (il brûle les graisses, alimente les muscles, efface les rides, rajeunit la peau et constitue un excellent antidépresseur et stimulant cérébral), ne peut-on reconsidérer sa position et lui laisser une seconde chance ? Peut-être n'avez-vous pas encore goûté un saumon qui vous plaise : vous trouverez parmi de nombreuses variétés le saumon qui changera à jamais votre opinion sur cet aliment miracle ! Pour être au top, quatre ou cinq repas de poisson par semaine sont nécessaires. Personnellement, j'en consomme encore plus. Essayez donc quelques-unes des délicieuses recettes du chapitre 9 : vous serez agréablement surpris.

- Évitez le saumon d'élevage. Le saumon sauvage lui est supérieur en tout. On le mélange aux salades, aux soupes, aux bisques et l'on peut même composer d'excellents burgers de saumons.

- Intégrez les anchois, le hareng et les sardines à votre alimentation. Comme le saumon sauvage, ces petits poissons vont accélérer votre aptitude à perdre de la graisse ! Comme lui, ils sont une source précieuse d'acides gras essentiels Oméga-3. Les anchois sont pilés et ajoutés aux sauces et aux vinaigrettes. La salade Caesar, dont l'assaisonnement a fait la célébrité, doit sa saveur inimitable à l'ajout de pâte d'anchois ou d'anchois réduits en purée. Si vous souhaitez retrouver la tonicité cutanée, du visage comme du corps, ruez-vous sur ces poissons miraculeux. En plus des Oméga-3, ils apportent du DMAE, une substance qui assure la normalité des taux des neurotransmetteurs, qui préservent le tonus musculaire. Tartinez-en des crackers aux graines de lin : en collation ou en amuse-gueule pour le déjeuner. Croquez une pomme, buvez une bouteille d'eau, et le tour est joué !

OPTEZ POUR DES POULETS, DES ŒUFS ET DES PRODUITS LAITIERS BIO

– À chaque fois que cela est possible, choisissez de la volaille fermière, élevée en plein air. Pour une santé optimale et une bonne gestion du poids, évitez la volaille industrielle, élevée en batterie et gavée d'antibiotiques.

– Certains éleveurs ajoutent des graines de lin à l'alimentation de leur volaille. On peut maintenant acheter des œufs issus de poules élevés en liberté et nourries de graines de lin, ce qui en fait une source intéressante d'Oméga-3. On les trouve dans de nombreux supermarchés et ils constituent un choix santé plus judicieux que les œufs conventionnels.

– Quand vous achetez des produits laitiers, fiez-vous aux marques bio. Lisez les étiquettes avec attention et évitez les produits qui contiennent des agents conservateurs comme le sorbate de potassium, des agents épaississants, des stabilisants, de la gomme de guar, du caraghenate et autres ingrédients inutiles au nom imprononçable ! Sur l'étiquette du cottage cheese, par exemple, ne devraient figurer que les ingrédients suivants : lait écrémé pasteurisé, crème et sel.

FRUITS ET LÉGUMES : DES SOURCES IMPORTANTES DE FIBRES ET DE PHYTONUTRIMENTS ANTI-INFLAMMATOIRES

– Achetez des fruits et légumes bio le plus souvent possible. Les pesticides laissent des résidus toxiques qui peuvent être nocifs. La seule façon d'utiliser en toute tranquillité le zeste des citrons, des oranges, des pamplemousses et autres agrumes est de s'assurer que leur peau n'a pas été traitée.

– Foncez sur le vert ! À la demande de la clientèle, les supermarchés proposent désormais un éventail très large de salades vertes et de légumes verts à feuilles, comme la romaine, le mesclun, la roquette, la chicorée, les endives, les épinards et le chou vert frisé. Si vous êtes un inconditionnel de la laitue, optez pour les plus vertes d'entre elles.

– Mangez cru pour préserver les enzymes des aliments. Faites toujours figurer au menu des aliments crus : fruits et légumes frais riches en enzymes, germes, noix, graines, algues et tous les autres aliments organiques. Les enzymes sont essentielles à la santé car elles facilitent la digestion et l'absorption de la nourriture. Les graines germées, riches en enzymes, sont une source inégalée de nutriments. Les adeptes des aliments crus suggèrent de laisser tremper les noix ou les graines dans l'eau pendant 24 heures : cela activerait leurs enzymes. Je ne milite pas pour la consommation de graines tous azimuts, mais je n'ignore pas qu'une fois germées celles-ci deviennent un aliment vivant très nutritif, idéal pour agrémenter salades et soupes.

– Ajoutez les restes de légumes cuits aux salades ou aux omelettes. Les brocolis cuits à la vapeur, les asperges ou le chou-fleur sont délicieux lorsqu'on les assaisonne d'huile d'olive vierge extra et d'un filet de jus de citron.

– Réconciliez-vous avec la famille des oignons. Agrémentez vos plats d'ail, d'échalotes, d'oignons, de ciboules, et de poireaux, tant pour jouir du plaisir de leur saveur, que pour bénéficier de leurs remarquables vertus. Vous pouvez les consommer aussi bien crus que cuits. Osez l'ail cru dans vos salades. Nous l'avons vu au chapitre 5, l'allicine (un antioxydant de l'ail) est libéré lorsque celui-ci est finement ciselé ou écrasé. Plus fin il est ciselé et plus il est écrasé, plus il génère d'allicine et plus puissants sont ses effets médicinaux.

– Mangez des germes : ce sont de minuscules centrales productrices d'antioxydants anti-inflammatoires. Profitez de leurs bienfaits à chaque repas, même au petit déjeuner. Les œufs brouillés et les omelettes aux germes sont délicieux. Les germes de graines de tournesol, par exemple, assaisonnent à ravir les flocons d'avoine ou le yaourt. Presque tous les haricots, graines ou noix peuvent germer. Les germes se marient à de nombreux plats dont les salades, les sautés, les papillotes, les soupes ou les ragoûts. Ils servent d'ingrédients parmi d'autres ou composent une garniture. Ils apportent une texture agréable, du croustillant, du goût et très peu de calories. Ils possèdent des propriétés anticancérigènes (particulièrement les brocolis). Ils sont une source concentrée d'enzymes vivantes, une force vitale perdue lorsque les aliments sont cuits ou ne proviennent pas directement du jardin. Grâce à leur richesse en enzymes, les germes sont également beaucoup plus faciles à digérer que les graines ou les haricots dont ils sont issus.

Chaque famille de germes possède ses propres formes, goûts et textures. Voici quelques-uns des types les plus communs que vous trouverez au supermarché ou dans les épiceries :

LE HARICOT ADZUKI : ce haricot très doux, en forme de lentille, donne des germes fins, comparables à de l'herbe, dotés d'un goût et d'une texture de noisette. Ajoutez-les à vos sautés ou mangez-les crus ;

L'ALFALFA : des germes blancs semblables à du fil, dotés de petits chapeaux verts. Habitués des salades et des sandwichs, ils leur donnent un petit goût de noisette. Ils sont souvent livrés dans les conteneurs où ils ont poussé. Les distributeurs les vendent en sacs en plastique ou en boîte ;

LE CLOU DE GIROFLE : un sosie du germe d'alfalfa. La majorité des germes de clous de girofle sont produits à partir du clou rouge. Ce sont de minuscules graines qui ressemblent à des graines de coquelicot ;

LE RADIS DAIKON : souvent commercialisé sous le nom de « kaiware », ses germes bien droits ont des tiges soyeuses, une petite feuille à leur sommet et un goût pimenté. Ils ajoutent du tonus aux salades, aux sandwichs et aux plats cuisinés ;
LE HARICOT MUNG OU MUNGO : c'est le germe de haricot classique qui nous est le plus familier. Ses germes blancs épais forment la base des plats asiatiques. Excellents dans les sautés, les soupes et les salades ;
LE TOURNESOL : des germes qui ressemblent à ceux de l'alfalfa, le goût en moins et le croustillant en plus.

MANGER DES FIBRES POUR LUTTER CONTRE LA GRAISSE

- Pour ingérer le maximum de fibres, mangez beaucoup de fruits et de légumes frais. Les fibres régulent la glycémie, qui joue sur le diabète, les désordres métaboliques et la prise de poids. Mangez la peau des fruits et des légumes, s'ils sont bio et non cirés. C'est là que résident les meilleures fibres et que se cachent les substances antioxydantes anti-inflammatoires.

- La consommation recommandée de fibres par jour est de 25 à 30 g. N'oubliez pas de boire, par jour, six à huit verres d'eau de 225 ml chacun. C'est capital.

- Les fibres évitent la formation de calculs biliaires et rénaux, et influent sur le taux de cholestérol. Les aliments riches en fibres ralentissent le processus de digestion et empêchent la libération rapide du glucose dans le sang.

- Elles peuvent protéger de certains types de cancers, comme le cancer du sein, des ovaires et de l'utérus.

- Elles participent à la prévention des maladies cardiaques. Les fibres solubles, que l'on trouve dans l'avoine par exemple, exercent un effet positif sur le cholestérol, les triglycérides et d'autres éléments sanguins qui influencent le développement des maladies cardiaques.

MANGEZ DES (BONS) LIPIDES POUR LUTTER CONTRE LA GRAISSE

Les lipides anti-inflammatoires sont à consommer à chaque repas, et à chaque collation, car ils sont nécessaires à l'élimination des autres graisses. (Et aussi à entretenir une peau belle et jeune.) Nous avons besoin des lipides pour absorber les nutriments importants et les antioxydants inflammatoires contenus dans les légumes. Dans une étude publiée dans le numéro d'août 2004, de l'*American Journal of Clinical Nutrition*, les chercheurs ont comparé le taux d'absorption des nutriments après l'ingestion de salades contenant différentes quantités de matières grasses.

Sept hommes et femmes en bonne santé ont mangé des salades composées d'épinards, de romaine, de tomates cerises et de carottes pendant une période de douze semaines. L'assaisonnement ? Une vinaigrette italienne à base d'huile de colza. Des échantillons de sang leur ont été prélevés toutes les heures, jusqu'à onze heures après le repas, et analysés pour étudier l'absorption des nutriments.

L'étude a démontré que seules des quantités négligeables d'alpha et de béta-carotène et de lycopène étaient détectées dans le sang après la consommation d'une salade sans matière grasse. Une quantité plus signifiante de caroténoïdes (les mêmes substances) a été repérée dans le système sanguin après la consommation de salades assaisonnées avec des matières grasses allégées ou entières.

Selon les chercheurs, il faut un minimum de 6 g de matière grasse ajoutés à la salade pour une absorption maximale des nutriments. 15 ml d'huile d'olive contiennent 14 g de lipides, soit plus qu'assez pour absorber tous les nutriments de la salade. Vous pouvez aussi verser un filet d'huile d'olive sur des légumes cuits comme les brocolis ou les asperges. Ajouter des tranches d'avocat ou des noix à vos salades, vous apportera la quantité requise de matières grasses pour une absorption optimale des nutriments.

ASSAISONNEMENTS ET CONDIMENTS MINCEUR

– Agrémentez, sans limite de quantité, le poisson, les volailles, les légumes et même les fruits (oui, les fruits) d'herbes et d'épices fraîches ou séchées. Croquez donc une pomme que vous aurez préalablement saupoudrée d'un peu de cannelle, une poire corsée d'un soupçon de gingembre, et tentez les fraises pimentées d'une goutte de vinaigre balsamique. Délicieux ! Dans le règne végétal, rien ne peut rivaliser avec les propriétés médicinales des épices. Leur action va de la réduction et la stabilisation de la glycémie à la protection contre les radicaux libres, en passant par certains atouts anti-âge et l'accélération du métabolisme. La cannelle et le curcuma, par exemple, sont des stabilisateurs sanguins. Si l'on en croit une étude récente, la consommation de 1,3 g de cannelle par jour réduirait de façon sensible la glycémie chez les diabétiques. Une autre étude a établi que le curcumin, la substance qui donne au curcuma sa remarquable couleur jaune, ne se contente pas d'améliorer la glycémie, il freinerait également les effets, sur le foie, des excès d'alcool. Dans le chapitre 9, vous découvrirez de nombreuses recettes dont les herbes et les épices sont des ingrédients majeurs. Notez qu'elles contiennent des principes actifs puissants. Si vous prenez des médicaments, des fluidifiants sanguins, ou si vous souffrez d'une maladie chronique, vérifiez avec votre médecin que certaines d'entre elles ne présentent pas de contre-indication avec votre état de santé.

– Ajoutez une sauce pimentée sans sucre à votre palette de condiments. Vous en saurez plus sur ce que j'entends par

« sans sucre » en lisant l'encadré sur les édulcorants à éviter. Les « salsas » mexicaines sont à base de piments forts, dont l'ingrédient actif, la capsaicine, accélère le métabolisme. Elle stimule aussi la production de salive, qui, à son tour, améliore le processus de digestion.

– Jamais de vinaigrette industrielle en bouteille pour l'assaisonnement des salades. La majorité d'entre elles contiennent plus de produits chimiques qu'une déchetterie industrielle. Préférez-leur du jus de citron frais et un peu d'huile d'olive vierge. L'huile d'olive possède des propriétés anti-inflammatoires et facilite l'absorption des antioxydants anti-inflammatoires contenus dans les légumes. Les matières grasses qui possèdent une action anti-inflammatoire sont mono-insaturées. Elles comprennent l'huile d'olive vierge extra et les aliments riches en acides gras essentiels : saumon, noix de coco, açai, olives, noix et graines. Les graisses animales sont des graisses saturées inflammatoires : utilisez-les avec modération. Je vous conseille de limiter votre consommation de viande rouge et de produits laitiers entiers. Choisissez des produits laitiers écrémés et mettez-vous au poisson, à la volaille ou au tofu pour obtenir votre quota de protéines.

– Conservez au freezer une réserve de noix et de graines naturelles, et non salées. Vous en saupoudrerez les salades et les sautés, ce qui leur donnera du croustillant, une saveur amusante et leur apportera tous les acides gras essentiels amincissants !

GRAINES, HARICOTS ET LÉGUMINEUSES : LA SAGESSE MINCEUR

– Si vous voulez maigrir rapidement, limitez votre consommation de graines et de haricots au cours du régime en 14 jours (sauf les flocons d'avoine au petit déjeuner). Ils sont bourrés de qualités – glucides à faible index glycémique, antioxydants anti-inflammatoires et fibres –, mais trop riches en calories. Pour accélérer le processus minceur, pratiquez la modération. Au lieu de manger 100 g de haricots secs, ajoutez-en quelques-uns à vos salades composées. Vous pourrez vous intéresser aux légumineuses de plus près lorsque vous aurez atteint votre poids de forme.

– Choisissez des flocons d'avoines traditionnels et oubliez leur version instantanée. (Pas de préparation qui consiste à ouvrir un sachet et verser de l'eau bouillante dessus.) L'avoine est un aliment miracle lorsqu'il reste naturel, ce n'est plus le cas quand il a subi de trop nombreuses étapes de transformation industrielle.

– Demandez à l'épicier bio le plus proche s'il vend des crackers au lin. Ils apportent tous les bienfaits des graines de lin riches en Oméga-3 : réduction de la tension artérielle, du cholestérol, stabilisation de la glycémie et amélioration du transit intestinal. Ces crackers ont un petit goût frais et craquant, et chaque portion fournit 32 à 42 % des recommandations quotidiennes en fibres. Ils remplacent avantageusement le blé puisqu'ils ne contiennent pas de gluten. Sélectionnez des produits non rôtis et non frits. Certains crackers sont déshydratés à très basse température, ce qui préserve la plus forte activité nutritive et enzymatique possible. Ils contiennent des graines de lin bio et un concentré de protéines, dérivé des haricots de soja, certifiés sans OGM.

DE BONNES NOUVELLES DU CHOCOLAT ET DU CACAO

De nombreuses études scientifiques ont établi que le cacao et le chocolat noir, à haute teneur en cacao, contenaient de nombreux antioxydants favorables à la santé cardiaque. Le cacao apporte des flavonoïdes, qui évitent l'oxydation du mauvais cholestérol, le LDL, et élèvent le taux de HDL (le bon cholestérol) dans le sang. Il est important de souligner que tous les chocolats ne présentent pas les mêmes vertus.

Le beurre de cacao est une matière grasse qui n'élève pas les taux de cholestérol. Elle contient, en effet, plusieurs bons acides gras, dont l'acide stéarique (35 %), l'acide oléique (Oméga-9, 35 %) l'acide palmitique (25 %) et l'acide linoléique (Oméga-6, 3 %). C'est ce même acide oléique que l'on trouve dans l'huile d'olive vierge extra et qui élève les taux sanguins de HDL.

Les antioxydants du cacao contribuent aussi à améliorer les fonctions immunitaires et à réduire l'inflammation des vaisseaux sanguins. Ses autres avantages ?

– La possible réduction du taux de LDL (le mauvais cholestérol).
– La réduction de l'agrégation plaquettaire dans les vaisseaux sanguins.
– La régulation de la réponse immunitaire.

Plus le chocolat est noir, plus il contient de cacao et donc plus il apporte de flavonoïdes. On n'en trouve aucun, en revanche, dans le chocolat au lait où les propriétés du cacao sont altérées par les produits laitiers et les autres ingrédients.

La poudre de cacao pure, non sucrée, est la meilleure façon de profiter des bienfaits du chocolat : elle évite ses apports en graisse et en sucre. Saupoudrez-en les yaourts et les baies et initiez-vous aux sauces mexicaines. Si vous voulez confectionner un bon chocolat chaud traditionnel, mélangez-en avec un peu de lait et de stevia (ou « chanvre d'eau » un substitut de sucre dont je reparlerai plus tard).

N'achetez que des chocolats de bonne qualité, élaborés avec du beurre de cacao et du cacao. Ceux-ci comprennent les marques Lindt et Ecco Bello. Lindt Excellence propose une tablette de chocolat noir contenant 85 % de cacao. 40 g de Lindt Excellence apportent 8 g de glucides, 4 g de protéines et 3 g de fibres. Ecco Bello a mis au point un chocolat noir bio, agrémenté d'huile de graine de canneberge pour les acides gras Oméga-3, d'un extrait de myrtilles, de lutéine, de lycopène et d'astaxanthine, de puissants antioxydants.

Tant que l'on se cantonne aux bons chocolats et qu'on les goûte avec modération (de 25 à 50 g par jour), il n'y a aucune raison de renoncer à cet aliment justement surnommé « la nourriture des dieux ». Évidemment, la donne change au cours d'un régime : limitons les gâteries que nous nous accordons à une ou deux fois par semaine, jusqu'à ce que l'objectif minceur soit atteint.

LES DANGERS CACHÉS DES ALIMENTS

Au supermarché, vous devrez passer au large de certains linéaires. Oubliez les céréales en paquet (autres que les flocons d'avoine), les sodas, les gâteaux apéritifs et la vinaigrette préparée en bouteille, gorgée d'agents chimiques et d'additifs. Exit les rayons qui proposent du sucre raffiné et des mélanges pour pâtisserie avec de l'amidon, des puddings, des petits gâteaux, des jus de fruits et des plats tout prêts. Adieu les linéaires chargés d'aliments cuits au four, composés de farines industrielles, d'additifs chimiques, d'acides gras trans mortels et de mauvaises huiles végétales.

La responsabilité de nos choix alimentaires nous incombe. Pendant des années, les acides gras trans, qui abondent dans les graisses végétales, certaines margarines, les crackers, les bonbons, les petits gâteaux, les gâteaux apéritifs, le beurre de cacahuète industriel, les aliments frits, cuits au four, les sauces pour salade et autres aliments industrialisés ont été des ingrédients à la mode. Selon un article du *Science Daily*

Les dangers cachés du MSG

De nombreux experts pensent que le mono-glutamate de sodium (MSG) est addictif et qu'il contribue de façon significative à l'épidémie d'obésité. Les producteurs de MSG reconnaissent eux-mêmes qu'on l'ajoute aux aliments pour en accroître la saveur et pousser les consommateurs à en manger plus ! Les établissements de restauration rapide ne lésinent pas sur le MSG et nous savons tous que l'alimentation que l'on trouve dans un fast-food peut rendre accro.

Le MSG est le sel sodium du glutamate, l'une des excitotoxines les plus courantes. En plus de sa contribution potentielle à l'embonpoint, le MSG peut détruire des neurones.

Selon le Dr Russell Blaylock, les ingrédients suivants contiennent ou peuvent contenir du MSG :

Additifs alimentaires qui contiennent toujours du MSG :

– glutamate de sodium,
– protéine végétale hydrolisée,
– protéine hydrolisée,
– protéine de plante hydrolisée,
– extrait de protéine de plante,
– farine d'avoine hydrolisée,
– caséinate de calcium,
– caséinate de sodium,
– extrait de levure,
– protéine texturée (dont TVP : protéine de soja texturée),
– levure autolysée,
– huile de maïs.

Additifs alimentaires qui contiennent souvent du MSG :

– extrait de malt,
– goût de malt,
– bouillon,
– assaisonnement,
– agent de saveur,
– saveur naturelle de bœuf ou de volaille,
– épices.

Additifs alimentaires qui peuvent contenir du MSG ou des excitotoxines :

– carraghenate,
– concentré de protéines de soja,
– concentré de protéines de petit-lait,
– enzymes,
– isolat de protéines de soja.

les chercheurs de l'institut de cancérologie Dana-Farber ont identifié un mécanisme moléculaire du foie qui explique, pour la première fois, comment la consommation d'aliments riches en lipides saturés et en acides gras trans provoque l'élévation des taux de cholestérol et de triglycérides et augmente le risque de maladies cardiaques et de certains cancers. Bel exemple de logique industrielle qui prévaut sur la santé publique : les dangers indiscutables des gras trans sont établis et connus. Près de 13 millions d'Américains souffrent de maladies coronariennes, mais leur vente est toujours autorisée, et il n'y a aucune interdiction en vue ! Une seule lueur d'espoir : depuis le 1er janvier 2006, la *Food and Drug Association* exige que les étiquettes des aliments affichent la quantité d'acides gras trans qu'ils contiennent.

Le nouveau maître mot de vos courses est la simplicité. Prenez le moins de risques possible, et évitez le MSG (le glutamate de sodium), l'aspartame et les additifs alimentaires que vous trouverez sous les noms d'agents de saveurs, d'extrait de levure, de protéine texturée, d'extrait de protéine de soja, etc. Ce sont tous des excitotoxines, des agents qui s'attachent à un récepteur de cellule nerveuse, stimulent la cellule et l'endommagent ou la tuent. Achetez les aliments les plus naturels et les moins industrialisés. Lisez les étiquettes avec soin. Limitez vos courses aux produits frais, aux produits laitiers, aux poissons frais et à la section volaille.

LES DANGERS CACHÉS DU NITRITE DE SODIUM

Le nitrite de sodium est un agent conservateur. C'est un additif courant que l'on trouve dans les hot-dogs, le bacon, le jambon, les saucisses et la charcuterie en général. La consommation de nitrite peut conduire à la formation de petites quantités d'agents chimiques cancérigènes connus sous le nom de « nitrosamines ». Des études ont relié la consommation de viande traitée aux nitrites avec l'apparition de certains types de cancers.

Pour ne prendre aucun risque, si vous souhaitez manger ce type d'aliments, achetez-les dans une épicerie bio. Ils devraient être exempts de nitrite, mais étudiez tout de même les étiquettes pour une ultime vérification. Au supermarché, les viandes sans nitrite sont au rayon surgelé. La congélation évite la menace potentielle de contamination botulique, la justification industrielle pour l'adjonction de conservateurs chimiques. Achetez-les en petite quantité et gardez-les au congélateur jusqu'à l'usage.

LES DANGERS DES SUCRES CACHÉS

Les sucres cachés sont partout. Si vous ne voulez pas en consommer, vous devez apprendre à les traquer sous leurs multiples déguisements.

Agents sucrants à éviter

Sucres alimentaires

Sucre brun	Sirop de maïs riche en fructose	Mannitol
Pur sucre de canne	Amidon	Sirop d'érable
Sucre de maïs	Sucrose	Maltodextrine
Sucrant de maïs	Sirop	Mélasse
Sirop de maïs solidifié	Miel	Polydextrose
Sirop de maïs	Sirop inverti	Sorbitol
Dextrose	Lactose	Sorgho
Fructose	Levulose	Sucre turbiné (ou de plantation)
Concentré de jus de fruits	Maltose	Xylitol
Galactose		

L'un des agents sucrant le plus courant est le sirop de maïs, riche en fructose. Ce produit est utilisé dans de nombreux produits, car il est beaucoup moins cher que le sucre de canne. Une étude, publiée dans l'*American Journal of Clinical*

Nutrition, a rapporté que la consommation de boissons sucrées au fructose de sirop de maïs pourrait contribuer à l'épidémie d'obésité qui nous afflige. Et ce n'est que la partie émergée de l'iceberg. De nombreux experts et nutritionnistes pensent que plusieurs problèmes de santé sérieux ont pour origine l'omniprésence de cette substance bon marché. Pour en savoir plus sur les avantages et les inconvénients des agents sucrants qui inondent le marché, tant naturels que chimiques, consultez le site www.bioweight.com.

ZSWEET™

ZSweet™ est un nouveau sucre, complètement naturel, qui pourrait offrir une solution de remplacement plus sûre aux substituts de sucres chimiques. Selon son créateur, il coule comme du sucre, lui ressemble, a le même goût et ne laisse pas d'arrière-goût désagréable. ZSweet™ ne contient ni composant artificiel (même pas des traces), ni calorie, ni sucre, ni épaississant glucidique.

L'agave, pourquoi pas ?

Le nectar d'agave est élaboré à partir du fruit de l'agave, un cactus originaire du Mexique. L'agave tequilana Weber, variété bleue, a un pouvoir sucrant de 25 % supérieur à celui du sucre et possède un index glycémique de 10-11. Les plantes d'agave appartiennent à la même famille que l'agave bleu, avec laquelle on produit la tequila. Le nectar d'agave peut être utilisé pour sucrer tout type de boisson ou d'aliment. Il constitue une alternative intéressante aux sucres traditionnels alimentaires non nutritifs.

C'est un cocktail d'érythritol et d'agents de saveur naturels. La *Food and Drug Administration* (FDA) a reconnu que ses ingrédients ne présentaient aucun danger. On les trouve dans les fruits et légumes courants. ZSweet™ n'utilise pas d'extraits de plantes, ni d'autres ingrédients alimentaires et ne modifie chimiquement aucun de ses ingrédients naturels.

L'érythritol est un nouveau substitut de sucre produit par fermentation naturelle, similaire à ces ingrédients sans sucre plus courants que sont le sorbitol et le xylitol. Mais il présente des qualités particulières qui offrent plus d'avantages au consommateur : 0 calories, une digestibilité et une tolérance excellentes.

Le miracle de la stevia

La stevia pourrait bien être une solution de remplacement aux édulcorants conventionnels chimiques. (Bien sûr, si vous êtes diabétique ou si vos taux d'insuline posent problème, vous devez éviter les sucres et consulter votre médecin.) La stevia est une herbe sans calorie, originaire du Paraguay, dont les vertus sucrantes et les agents de saveur sont mis à contribution depuis des siècles. On la trouve sous forme liquide ou en poudre. Le règlement de la *Food and Drug Administration* n'autorise pas sa vente légale en tant qu'agent sucrant. Mais il est tout à fait possible d'en trouver dans les épiceries de produits naturels et même dans certains supermarchés en tant que complément alimentaire. Le site Web www.stevia.net est une source d'informations précieuses sur cette remarquable petite plante, très populaire au Japon. Aujourd'hui, on la cultive et on l'utilise dans dix autres pays hors Amérique du Sud, dont la Chine, l'Allemagne, la Malaisie, l'Israël et la Corée du Sud.

ZSweet™ est le seul sucrant granulé complètement naturel dont l'utilisation dans les produits alimentaires étiquetés est approuvée, ainsi que son usage alimentaire tel quel. Son pouvoir sucrant est plus élevé que celui du sucre de table (saccharose).

On peut en saupoudrer les céréales, les boissons chaudes ou froides, les préparations qui passent au four, comme celles qui nécessitent un mixeur.

– Sucres non nutritifs (appelés aussi édulcorants de synthèse ou non caloriques) : je ne recommande aucun sucre artificiel.

- Acesulfame K (Canderel) : certaines études sur des animaux suggèrent qu'il possède un effet cancérigène potentiel.
- Aspartame : bien que la FDA s'appuie sur plus de cent expériences scientifiques qui attestent de l'innocuité de l'aspartame, de nombreux scientifiques et consommateurs ne sont pas encore convaincus de l'absence de danger de sa consommation quotidienne à long terme. Ils s'inquiètent du nombre croissant d'aliments qui en contiennent.
- Alitame : comme l'aspartame, l'alitame est élaboré à partir d'acides aminés. Son approbation commerciale est en cours d'étude.
- Cyclamate : interdit aux États-Unis.
- Equal : un édulcorant de synthèse qui contient de l'aspartame, du dextrose et de la maltodextrine.
- Saccharine.
- Splenda : connu aussi sous le nom de sucralose, c'est un sucre artificiel produit à partir de la saccharose. Pour ce faire, on change chimiquement la structure des molécules de sucre, en substituant trois atomes de chlorine à trois groupes hydroxyles. À ma connaissance, aucune étude à long terme sur les humains n'a été réalisée pour en vérifier l'innocuité.
- Sucralose.

RECOMMANDATIONS ALIMENTAIRES À PROPOS DU RÉGIME PERRICONE

En guise de ligne directrice, voici la liste des aliments recommandés pour le régime minceur Perricone :

Aliments recommandés :

Poissons riches en Oméga-3

- Anchois
- Flétan
- Hareng
- Maquereau
- Morue
- Sardine
- Truite
- Saumon sauvage (le saumon sockeye possède le plus haut taux d'Oméga-3 contenu par un poisson : environ 2,7 g par portion de 100 g).

Autres produits de la mer recommandés

- Bar
- Praires
- Cabillaud
- Crabe
- Flet
- Homard
- Moules
- Huîtres
- Coquilles Saint-Jacques, pétoncles
- Crevettes

Volailles

Poulets, dindes et pintades bio, élevés en plein air

Saucisse et bacon de dinde (évitez tout produit traité aux nitrites)

Produits laitiers (leurs meilleures sources de protéines)

Kéfir nature

Yaourt bio nature sans matière grasse

Œufs bio, étiquetés « Oméga-3 », issus de poules élevées en plein air

Cottage cheese bio, sans matière grasse

Oléagineux bio non salés

Amandes
Noix brésiliennes
Graines de lin
Noisettes
Noix de macadamia
Graines bio non salées
Noix de pécan
Pignons de pin
Pistaches
Graines de potiron et de courge
Graines de sésame
Graines de tournesol
Noix

Graines et légumineuses bio (à consommer avec modération dans le cadre d'un régime minceur)

Orge
Sarrasin
Pois chiches
Haricots secs
Lentilles
Flocons d'avoine non instantané ou avoine complète

Fruits et légumes

Pommes
Roquette
Artichauts
Asperges
Avocat
Myrtilles, mûres, fraises, framboises (toutes les baies)
Pousses de bambou
Citrons frais
Pamplemousse
Navet
Cresson, salades à feuilles vert sombre
Haricots verts
Pâtisson blanc
Chou vert frisé
Poivrons verts et rouges
Melon d'eau et melon cantaloup
Cerises
Chicorée
Chou chinois
Chou vert
Concombres
Aubergines
Endive
Piments
Champignons
Oignons, ail, poireaux, ciboules, etc.
Poires
Pois gourmands
Radis
Rutabaga
Bettes

- Pak choy (chou chinois)
- Brocoli
- Brocoli rabe
- Choux de Bruxelles
- Chou
- Chou-fleur
- Épinard
- Germes en tout genre
- Courgette
- Tomate
- Châtaigne
- Melon d'eau et melon cantaloup

Herbes et épices

- Anis
- Quatre-épices
- Basilic
- Laurier
- Carvi
- Cardamome
- Poivre de Cayenne
- Graines de céleri
- Chili en paillettes
- Ciboule
- Cerfeuil
- Coriandre en feuilles (persil chinois)
- Bâtons de cannelle
- Gingembre
- Citron
- Macis
- Marjolaine
- Menthe
- Muscade
- Origan
- Paprika (doux et fort)
- Poivre en grains (noir, vert, blanc, baies roses)
- Romarin
- Sauge
- Safran
- Clou de girofle
- Graines de coriandre
- Cumin
- Aneth
- Fenouil
- Ail
- Sarriette
- Estragon
- Curcuma
- Thym
- Gousse de vanille

Boissons

- Thé vert bio
- Thé blanc bio
- Thé noir bio
- Eau de source ou minérale
- Jus d'açai (dans les magasins bio)
- Jus de grenade (non sucré)
- Cacao (composé de poudre de cacao pure et de stevia)

Sucres

Stevia (vous le trouverez dans les magasins bio et certains supermarchés)

Agave

Matières grasses

Huile d'olive vierge extra (achetez des huiles de grande qualité, en provenance d'Italie ou d'Espagne)

Huile de lin

Avocat

Noix de coco

Olives

Noix et graines

Chocolat

LES ALIMENTS À CONSOMMER AVEC PRÉCAUTION

FRUITS ET LÉGUMES À HAUTE TENEUR GLYCÉMIQUE

Je conseille d'éviter les fruits et les légumes qui possèdent un index glycémique élevé. La pastèque, par exemple, est en haut de l'index glycémique parce qu'elle est très sucrée. Cela implique-t-il pour autant que nous devons ne plus jamais manger de pastèque ? Non, bien sûr, car ce fruit apporte relativement peu de glucides et qu'il est, en réalité, surtout composé d'eau. Il contient aussi du lycopène, un caroténoïde anti-inflammatoire de valeur. L'organisme n'est pas capable de produire des caroténoïdes, et nous devons nous les procurer en consommant certains aliments. Les plus grandes sources de lycopène, parmi les fruits et les légumes frais, sont la pastèque, la tomate, le raisin noir et la goyave.

Au cours d'un régime minceur, je recommande de choisir des fruits et des légumes qui se trouvent en bas de l'index glycémique : il faut mettre toutes les chances de son côté ! Mais dans le cadre d'une alimentation normale, on peut profiter de la vaste majorité des fruits et des légumes frais, à l'exception possible de la pomme de terre, trop rapidement convertie en sucre.

Une seule recommandation : commencez par les protéines et réservez les fruits, ou la courge au four, pour la fin du repas.

Les fruits secs (raisins, dates, pruneaux, figues, etc.) sont très riches en fibres et en antioxydants anti-inflammatoires. Mais ils sont également très caloriques et riches en sucre. Lorsque vous aurez atteint votre objectif minceur, vous pourrez ajouter une cuillérée de fruits secs émincés aux yaourts ou aux flocons d'avoine.

GRAINES ET HARICOTS

Mes lecteurs savent que je ne suis pas un fervent adepte du blé en particulier et des graines en général. Attendez d'avoir atteint votre objectif minceur pour ajouter des lentilles, des haricots, du sarrasin et de l'orge à votre alimentation quotidienne. Ils apportent protéines, agents phytochimiques anti-inflammatoires et fibres.

ALIMENTS PRO INFLAMMATOIRES À ÉVITER

Une seule règle à observer : prendre en considération ce qui suit. Si un aliment contient de la farine et/ou du sucre ou un autre agent sucrant, il est pro inflammatoire.

Dans la majorité des cas, ne consommez pas les aliments suivants :

Aliments à éviter

- Bagels
- Pain, buns, viennoiseries
- Cakes
- Bonbons
- Céréales (sauf les flocons d'avoine)
- Fromage (sauf, en petite quantité, des fromages durs comme le parmesan, le pecorino romano, la feta et les fromages de brebis ou de chèvre)
- Petits gâteaux
- Amidon de maïs
- Pain de maïs, les muffins à la farine de maïs
- Sirop de maïs
- Crackers (sauf les crackers aux graines de lin)
- Gâteaux apéritifs
- Croissants
- Doughnuts
- Sandwichs à l'œuf
- Hot-dog, hamburger et cie.
- Farine
- Frites
- Aliments frits
- Jus de fruit (mangez le fruit à la place)
- Muesli
- Miel
- Crèmes glacées, yaourt glacé, glaces italiennes
- Confitures, gelées et conserves de fruits
- Margarine
- Mélasse
- Muffins
- Nouilles
- Crêpes, pâtes
- Pâtisseries
- Beurre de cacahuètes élaboré avec des huiles hydrogénées
- Tourte
- Pain pour pita
- Pizza
- Pop-corn
- Pommes de terre
- Pudding
- Condiment
- Riz
- Granite
- Matières grasses végétales
- Aliments salés à grignoter dont : les chips de pomme de terre, les bretzels, les chips de maïs, les gâteaux de maïs ou de riz, etc.
- Sodas
- Sorbets
- Sucre
- Tacos
- Tortillas
- Huiles végétales (autre que d'olive ou de noix de coco)
- Gaufres

Vous savez maintenant quels aliments manger ou éviter, quels compléments alimentaires contribuent à atteindre l'objectif minceur, et pourquoi le sport et un style de vie moins stressant améliorent la santé et le bien-être. Il est temps de mettre toutes ces informations en pratique. Nous sommes prêts à commencer le programme !

Chapitre 9

Le régime minceur Perricone en 14 jours

« L'histoire me sera indulgente, car j'ai l'intention de l'écrire. »

WINSTON CHURCHILL

Armé des informations que contiennent cet ouvrage, vous allez désormais écrire votre propre histoire. Il est temps que vous preniez les commandes de votre bien-être physique et mental, que vous sachiez comment conserver un poids idéal sans vous priver tout le reste de votre vie. Or, seule une bonne compréhension de ce qui caractérise un style de vie anti-inflammatoire peut le garantir.

Au bout de tant d'années de recherche, je ne doute plus que mon régime anti-inflammatoire soit la clé de la santé, de la forme et de la minceur. Les aliments inflammatoires provoquent le stockage des graisses, puis nous empêchent d'y avoir accès pour les transformer en énergie. Ils déclenchent des fringales et stimulent l'appétit. Les aliments anti-inflammatoires encouragent la combustion lipidique, éradiquent les fringales et ne sollicitent pas l'appétit. Réfléchissez une seconde. Quand avez-vous, pour la dernière fois, sagement grignoté un ou deux biscuits, trois chips ou une tranche fine de gâteau ? Et quand avez-vous, pour la dernière fois, entièrement dévoré un paquet de biscuits, un sac de chips ou un gâteau entier en une seule soirée ? N'avez-vous pas remarqué que, pour empirer encore la situation, une sensation de faim vous tenaille rapidement après avoir honteusement craqué ?

Vous souvenez-vous, en revanche, de la dernière fois que vous avez procédé de même avec des pommes ? Vous est-il déjà arrivé d'en grignoter, sans interruption, jusqu'à épuisement d'un sac de 3 kilos ? Non ? C'est bien ce qui me semblait... Avez-vous jamais engouffré trois ou quatre grands saladiers remplis de salade composée sans pouvoir vous arrêter ? Avez-vous jamais été capable de manger trois ou quatre blancs de poulet grillés ou filets de saumon ? Non, pour la grande majorité d'entre nous. Tout simplement parce que ce type d'aliments n'excite pas autant l'appétit que les glucides à index glycémique élevé. Ils rassasient avec beaucoup moins de calories, et la satiété dure plusieurs heures.

LE DOSSIER DE RECETTES DU RÉGIME MINCEUR PERRICONE

Mes recherches pour identifier les meilleurs experts, les personnalités les plus fiables et les plus chevronnées de leur secteur m'ont conduit vers Cheryl Forberg. Cheryl n'est pas seulement une diététicienne reconnue, elle mène aussi de front une carrière de chef à San Francisco, une ville qui abrite certains des meilleurs cuisiniers du monde et où la compétition sévit entre les restaurateurs. Et ce n'est pas tout : Cheryl est consultante en diététique pour *The Biggest Loser*, un show de téléréalité sur le régime.

Chef cuisinier renommé, experte en nutrition anti-âge et en diététique, elle possède les meilleures qualifications pour concevoir des recettes minceur savoureuses et qui ralentissent le processus de vieillissement.

Le livre de Cheryl, *Stop the Clock !* atteste de sa maîtrise des aliments anti-âge. En se fondant sur mes principes anti-inflammatoires, Cheryl a adapté certaines de ses recettes pour le régime minceur Perricone.

Les épices comme le curcuma, le gingembre et le curry sont des aliments miracles, antioxydants et anti-inflammatoires. Les recettes de Cheryl multiplient les possibilités pour faire agir leur magie et leurs qualités gustatives.

Les jours où vous n'avez pas le temps de vous mettre sérieusement aux fourneaux, vous pourrez toujours faire griller, ou cuire au four, un filet de saumon, un morceau de poisson ou un blanc de poulet assaisonné d'un trait d'huile d'olive. Servez-le avec une tranche de citron. Tout simplement. Le saumon sauvage se trouve en conserve : un conditionnement pratique pour un snack rapide ou pour agrémenter une salade composée. Rien ne vous empêche de préparer le saumon en boîte comme le thon, en salade, et de le présenter sur des crackers au lin : vite fait, simple, mais délicieux. Ajoutez une pomme et une bouteille d'eau et vous aurez, en deux temps trois mouvements, un repas minceur nourrissant et riche en fibres. Une seule règle à observer : chaque repas doit comporter des protéines, des glucides à faible index glycémique et des graisses essentielles.

Lorsque vous dînez au restaurant, n'ayez aucun scrupule à poser des questions sur le menu, ni à préciser ce que vous voulez exactement et comment vous souhaitez qu'on vous l'accommode. Exigez que le poisson ou le poulet soit grillé, ou cuit au four, mais pas frit. Faites une croix sur les sauces lourdes. Commandez une salade sans assaisonnement, puis versez-y vous-même un filet d'huile d'olive et de citron frais.

Envie de grignoter ? Foncez chez le premier traiteur venu et achetez-lui deux fines tranches de blanc de dinde bio, un fruit, quelques noix. Et voilà !

Une remarque sur la taille des assiettes : pour le dîner de ces dames, je conseille des portions de poisson ou de poulet de 170 g. Elles seront de 230 g pour les hommes et les femmes athlétiques ou très actives. Le déjeuner, plus léger, devra se composer de 120 à 170 g de protéines pour les femmes et de 170 à 230 g pour les hommes. Des quantités de protéines toujours calculées pour des aliments crus, sans peau, désossés ou sans arête. Pendant votre régime minceur, choisissez l'option la plus basse. Vous pourrez, si vous le désirez, augmenter les quantités, après avoir perdu vos kilos en trop.

Désolé de vous le rappeler : les sodas light, les édulcorants de synthèse et consorts sont peut-être pauvres en calories, mais ne sont pas pour autant bons pour la santé. Je vous conseille d'éviter les ingrédients imaginés par l'homme à chaque fois que cela est possible. Limitez-vous à ce qui est pur et naturel pour obtenir les meilleurs résultats !

LE RÉGIME MINCEUR PERRICONE EN 14 JOURS

Jour 1

Petit déjeuner :

2 œufs Oméga-3 pochés

Épinards à l'indienne (cf. recette en fin de chapitre)

2 tranches de bacon de dinde

1 belle tranche de melon, saupoudrés de 5 mg de menthe fraîche ciselée

225 ml de thé vert, rehaussé d'une tranche de gingembre, ou 225 ml d'eau de source ou minérale

Compléments :

1 paquet de Weight Management

1 gélule de 1 000 mg d'huile de poisson

1 gélule d'astaxanthine

2,5 mg de poudre de glutamine (à mélanger avec de l'eau et à boire immédiatement)

Déjeuner :

250 g de ragoût africain au beurre d'amandes (cf. recette)

150 g de salade verte, assaisonnée de 15 ml d'huile d'olive vierge extra et de jus de citron frais

70 g de baies ou de fruits rouges

225 ml d'eau de source ou minérale

Compléments :

1 paquet de Weight Management

1 gélule de 1 000 mg d'huile de poisson

1 gélule d'astaxanthine

2,5 mg de glutamine en poudre (à mélanger avec de l'eau et à boire immédiatement)

Goûter :

50 g de guacamole edamame (cf. recette) accompagnés de 3 g de graines de lin, de bâtons de céleri et de jicama (navet mexicain)

225 ml d'eau de source ou minérale

Dîner :

Saumon grillé ou poché (de 170 à 230 g)

Salade printanière (cf. recette)

Asperges à la vapeur

1 tranche de 5 cm de large de melon cantaloup

225 ml d'eau pure

Compléments :

1 paquet de Weight Management

1 gélule de 1 000 mg d'huile de poisson

2,5 mg de glutamine en poudre (à mélanger avec de l'eau et à boire immédiatement)

Soirée :

60 g de yaourt nature et 2,5 mg de vanille en poudre

5 mg de graines de lin moulues

40 g de framboises

Thé marocain à la menthe (cf. recette) ou eau de source ou minérale

Jour 2

Petit déjeuner :

2 œufs à la coque

60 g de Céréales *Stop the Clock !* (cf. recette)

15 ml de jus de grenade ou de pulpe d'açai

120 g de yaourt nature, mélangés à 80 g de melon cantaloup en dés et 5 mg de menthe fraîche ciselée

225 ml de thé vert ou d'eau

Compléments :

1 paquet de Weight Management

1 gélule de 1 000 mg d'huile de poisson

1 gélule d'astaxanthine

2,5 mg de glutamine en poudre (à mélanger avec de l'eau et à boire immédiatement)

Déjeuner :

Gaspacho glacé au citron vert (cf. recette)

170 g de blanc de poulet grillé

150 g de salade verte, assaisonnée de 15 ml d'huile d'olive vierge extra et d'un filet de citron

1/2 pamplemousse

225 ml de thé vert glacé ou d'eau

Compléments :

1 paquet de Weight Management

1 gélule de 1 000 mg d'huile de poisson

1 gélule d'astaxanthine

2,5 mg de glutamine en poudre (à mélanger avec de l'eau et à boire immédiatement)

Goûter :

80 g de cottage cheese, mélangés à 15 mg de graines de lin écrasées et 30 g de myrtilles

225 ml d'eau

Dîner :

170 à 230 g de flétan poché ou rôti (ou saumon)

Chou au curry (cf. recette)

150 g de tomates cerises, saupoudrées de 5 mg de gingembre haché et 5 mg de coriandre fraîche ciselée, et assaisonnées de 5 ml d'huile d'olive vierge extra, 5 ml de sauce soja sans sel et de jus de citron frais

1 poire

225 ml d'eau avec un jus de citron

Compléments :

1 paquet de Weight Management

1 gélule de 1 000 mg d'huile de poisson

2,5 mg de glutamine en poudre (à mélanger avec de l'eau et à boire immédiatement)

SOIRÉE :

125 g de kéfir

3 amandes

6 cerises

225 ml d'eau

Jour 3

PETIT DÉJEUNER :

1 brouillade composée de 2 œufs entiers, 2 blancs d'œufs, d'une tranche de bacon de dinde et de pesto de tomates aux noix (cf. recette)

1/2 pamplemousse

225 ml de thé vert ou d'eau

Compléments :

1 paquet de Weight Management

1 gélule de 1 000 mg d'huile de poisson

1 gélule d'astaxanthine

2,5 mg de glutamine en poudre (à mélanger avec de l'eau et à boire immédiatement)

DÉJEUNER :

130 à 170 g de filet de saumon grillé ou rôti

160 g de salade Caponata (cf. recette) servie avec des bébés légumes verts

40 g de framboises

225 ml de thé glacé vert ou blanc, ou d'eau

Compléments :

1 paquet de Weight Management

1 gélule de 1 000 mg d'huile de poisson

1 gélule d'astaxanthine

2,5 mg de glutamine en poudre (à mélanger avec de l'eau et à boire immédiatement)

Goûter :

1 milk-shake composé de 125 g de kéfir, de 5 mg de graines de lin moulues et 40 g de fraises en tranches

225 ml d'eau

Dîner :

170 g de crevettes grillées

Escalopes de tomates aux oignons caramélisés (cf. recette)

150 g de salade verte, assaisonnée de 15 ml d'huile d'olive vierge extra et de jus de citron frais

1 pomme

225 ml d'eau

Compléments :

1 paquet de Weight Management

1 gélule de 1 000 mg d'huile de poisson

2,5 mg de glutamine en poudre (à mélanger avec de l'eau et à boire immédiatement)

Soirée :

30 g de saumon fumé et deux crackers au lin

1 kiwi

225 ml d'eau

Jour 4 :

Petit déjeuner :

1 œuf dur

60 g de céréales *Stop the Clock!* (cf. recette)

80 g de compote de myrtilles (cf. recette)

250 g de yaourt nature

225 ml de thé vert ou blanc, ou d'eau

Compléments :

1 paquet de Weight Management

1 gélule de 1 000 mg d'huile de poisson

1 gélule d'astaxanthine

2,5 mg de poudre de glutamine (à mélanger avec de l'eau et à boire immédiatement)

Déjeuner :

130 à 170 g de dinde grillée

Jeunes pousses d'épinards

1/4 d'avocat

1 pomme

225 ml de thé vert glacé avec une rondelle de citron ou d'eau

Compléments :

1 paquet de Weight Management

1 gélule de 1 000 mg d'huile de poisson

1 gélule d'astaxanthine

2,5 mg de glutamine en poudre (à mélanger avec de l'eau et à boire immédiatement)

Goûter :

1 grosse tranche de melon canteloup

1 tranche de 30 g de blanc de dinde, arrosée de 5 ml d'huile de lin

225 ml d'eau

Dîner :

170 à 230 g de saumon grillé, nappé d'une sauce crémeuse à l'oignon, aux gousses d'ail rôties et au thym (cf. recette)

1 artichaut à la vapeur

150 g de salade verte, assaisonnée de 15 ml d'huile d'olive vierge extra et de jus de citron frais

225 ml d'eau

Compléments :

1 paquet de Weight Management

1 gélule de 1 000 mg d'huile de poisson

2,5 mg de glutamine en poudre (à mélanger avec de l'eau et à boire immédiatement)

Soirée :

60 g de yaourt, agrémenté de 15 ml de jus de grenade ou de pulpe d'açai
10 g d'amandes effilées
1/2 kiwi en dés
225 ml d'eau

Jour 5

Petit déjeuner :

1 omelette composée de 2 œufs, 60 g de saumon fumé, de l'aneth frais et des tomates cerises
80 g de kéfir et 20 g de mûres
225 ml de thé vert ou blanc, ou d'eau

Compléments :

1 paquet de Weight Management
1 gélule de 1 000 mg d'huile de poisson
1 gélule d'astaxanthine
2,5 mg de poudre de glutamine (à mélanger avec de l'eau et à boire immédiatement)

Déjeuner :

180 g de salade de poulet à l'égyptienne (cf. recette)
250 ml de soupe aux brocolis, à l'aneth, au citron et au tahini (cf. recette)
1 pomme
225 ml d'eau

Compléments :

1 paquet de Weight Management
1 gélule de 1 000 mg d'huile de poisson
1 gélule d'astaxanthine
2,5 mg de poudre de glutamine (à mélanger avec de l'eau et à boire immédiatement)

Goûter :

125 g de yaourt, avec 10 g de noisettes concassées et 40 g de kiwi en dés
225 ml d'eau

Dîner :

170 à 230 g de morue grillée (ou de saumon)
Salade de concombre et de tomates (cf. recette)
Choux de Bruxelles aux amandes émincées (cf. recette)
225 ml d'eau

Compléments :

1 paquet de Weight Management
1 gélule de 1 000 mg d'huile de poisson
2,5 mg de poudre de glutamine (à mélanger avec de l'eau et à boire immédiatement)

Soirée :

125 g de fromage blanc, accompagnés de 3 g de graines de lin moulues et 50 g de fraises
225 ml d'eau

Jour 6

Petit déjeuner :

2 œufs durs Oméga-3
60 g de céréales *Stop the Clock!* (cf. recette)
50 g de myrtilles, ou de mûres, et 60 g de yaourt nature
225 ml de thé vert avec du citron, ou d'eau

Compléments :

1 paquet de Weight Management
1 gélule de 1 000 mg d'huile de poisson
1 gélule d'astaxanthine
2,5 mg de glutamine en poudre (à mélanger avec de l'eau et à boire immédiatement)

Déjeuner :

130 à 170 g de saumon poché ou rôti
250 ml de soupe persane aux légumes (cf. recette)
1 tranche de 5 cm de melon
225 ml d'eau

Compléments :

1 paquet de Weight Management

1 gélule de 1 000 mg d'huile de poisson

1 gélule d'astaxanthine

2,5 mg de poudre de glutamine (à mélanger avec de l'eau et à boire immédiatement)

GOÛTER :

1 milk-shake composé de 125 g de kéfir, 5 ml d'huile de lin, une pincée de cannelle et 20 g de framboises

225 ml d'eau

DÎNER :

170 à 230 g de saumon grillé miso (ou poulet) (cf. recette)

Épinards sautés (ou endives) et champignons

150 g de salade verte, assaisonnée de 15 ml d'huile d'olive vierge extra et de jus de citron frais

1 pomme

225 ml de thé vert ou d'eau

Compléments :

1 paquet de Weight Management

1 gélule de 1 000 mg d'huile de poisson

2,5 mg de poudre de glutamine (à mélanger avec de l'eau et à boire immédiatement)

SOIRÉE :

30 g de poulet fumé en tranche

4 noix

1 tranche de 5 cm de melon

225 ml d'eau

Jour 7

PETIT DÉJEUNER :

60 g de saumon fumé

2 crackers au lin

2 œufs à la coque

1/2 pamplemousse

225 ml de thé vert avec du citron ou d'eau

Compléments :

1 paquet de Weight Management

1 gélule de 1 000 mg d'huile de poisson

1 gélule d'astaxanthine

2,5 mg de poudre de glutamine (à mélanger avec de l'eau et à boire immédiatement)

Déjeuner :

Salade de poulet à l'égyptienne (cf. recette)

1 pomme

225 ml d'eau

Compléments :

1 paquet de Weight Management

1 gélule de 1 000 mg d'huile de poisson

1 gélule d'astaxanthine

2,5 mg de poudre de glutamine (à mélanger avec de l'eau et à boire immédiatement)

Goûter :

125 g de yaourt nature, relevé de 15 ml de jus de grenade ou de pulpe d'açai

20 g de graines de sésame

50 g de myrtilles

225 ml d'eau

Dîner :

Saumon poêlé aux blettes, raita de tomates à la menthe (cf. recette)

150 g de salade verte, assaisonnée de 15 ml d'huile d'olive vierge extra et de jus de citron frais

1 poire

225 ml de thé vert ou blanc, avec du citron, ou d'eau

Compléments :

1 paquet de Weight Management

1 gélule de 1 000 mg d'huile de poisson

2,5 mg de poudre de glutamine (à mélanger avec de l'eau et à boire immédiatement)

Soirée :

125 g de fromage blanc

1 pomme coupée en dés

4 amandes effilées

225 ml d'eau

Jour 8

Petit déjeuner :

60 g de flocons d'avoine, mélangés à 30 g de yaourt, 40 g de myrtilles et 20 g de graines de sésame

3 tranches de bacon de dinde, ou de soja

Compléments :

1 paquet de Weight Management

1 gélule de 1 000 mg d'huile de poisson

1 gélule d'astaxanthine

2,5 mg de poudre de glutamine (à mélanger avec de l'eau et à boire immédiatement)

Déjeuner :

130 à 170 g de filet de saumon, ou de flétan, grillé, poché ou cuit à la vapeur

Soupe miso, fondue de légumes verts et tomates rôties (cf. recette)

1 poire

225 ml de thé vert ou d'eau

Compléments :

1 paquet de Weight Management

1 gélule de 1 000 mg d'huile de poisson

1 gélule d'astaxanthine

2,5 mg de poudre de glutamine (à mélanger avec de l'eau et à boire immédiatement)

Goûter :

125 g de fromage blanc, corsé de 30 ml de sauce mexicaine et saupoudré de graines de sésame

225 ml d'eau

Dîner :

Ragoût de curry au poulet, à la dinde ou au tofu (cf. recette)

150 g de salade verte, assaisonnée de 15 ml d'huile d'olive vierge extra et de jus de citron frais

80 g de fruits rouges

225 ml d'eau

Compléments :

1 paquet de Weight Management

1 gélule de 1 000 mg d'huile de poisson

2,5 mg de poudre de glutamine (à mélanger avec de l'eau et à boire immédiatement)

Soirée :

1 œuf dur

Branches de céleri et 25 g de hoummos

225 ml d'eau

Jour 9

Petit déjeuner :

1 omelette composée de 2 œufs entiers, 1 blanc d'œuf et 50 g de Baba Ghanouj (cf. recette)

6 tomates cerises coupées en deux et 3 g de coriandre fraîche hachée

185 g de yaourt nature, avec 20 g d'amandes hachées et 1 ml d'extrait de vanille

1/2 pamplemousse

225 ml de thé vert ou d'eau

Compléments :

1 paquet de Weight Management

1 gélule de 1 000 mg d'huile de poisson

1 gélule d'astaxanthine

2,5 mg de poudre de glutamine (à mélanger avec de l'eau et à boire immédiatement)

Déjeuner :

Soupe aux tomates, à l'avocat et au crabe frais (cf. recette)

150 g de salade verte, assaisonnée de 15 ml d'huile d'olive vierge extra et de jus de citron frais

70 g de framboises

225 ml de thé vert avec du citron ou d'eau

Compléments :

1 paquet de Weight Management

1 gélule de 1 000 mg d'huile de poisson

1 gélule d'astaxanthine

2,5 mg de poudre de glutamine (à mélanger avec de l'eau et à boire immédiatement)

Goûter :

1 milk-shake composé de 125 g de yaourt, 60 ml de lait d'amande et 6 cerises

225 ml d'eau

Dîner :

170 à 230 g de poulet grillé (ou saumon) nappé de sauce à la grenade et aux noix (cf. recette)

Chou vert frisé à la vapeur

1 poire tranchée

225 ml de thé marocain à la menthe (cf. recette) ou d'eau

Compléments :

1 paquet de Weight Management

1 gélule de 1 000 mg d'huile de poisson

2,5 mg de poudre de glutamine (à mélanger avec de l'eau et à boire immédiatement)

Soirée :

60 g de blanc de dinde en tranches fines

4 amandes

1 tranche de 5 cm de melon

225 ml d'eau

Petit déjeuner :

1 omelette composée d'1 œuf entier, 2 blancs d'œufs, 50 g de poivron vert rôti haché, 25 g d'oignons rouges sautés et 3 g de basilic ciselé

60 g de céréales *Stop the Clock!* (cf. recette) cuites à l'eau, saupoudrées de 1,3 g de cannelle moulue

70 g de myrtilles fraîches

225 ml de thé vert ou d'eau

Compléments :

1 paquet de Weight Management

1 gélule de 1 000 mg d'huile de poisson

1 gélule d'astaxanthine

2,5 mg de poudre de glutamine (à mélanger avec de l'eau et à boire immédiatement)

Déjeuner :

170 g de tofu, ou de blanc de poulet grillé

Salade asiatique (cf. recette)

1/2 pamplemousse

225 ml de thé vert au citron ou d'eau

Compléments :

1 paquet de Weight Management

1 gélule de 1 000 mg d'huile de poisson

1 gélule d'astaxanthine

2,5 mg de poudre de glutamine (à mélanger avec de l'eau et à boire immédiatement)

Goûter :

125 g de yaourt nature, avec 10 g de graines de sésame, 15 ml de pulpe d'açai ou de jus de grenade

225 ml d'eau

Dîner :

Trio de poissons à l'étouffée, bébés artichauts et bouillon de tomates piquant (cf. recette)

150 g de salade verte, assaisonnée de 15 ml d'huile d'olive vierge extra et de jus de citron frais

1 pomme

225 ml de thé blanc, épicé d'une tranche de gingembre, ou 225 ml d'eau

Compléments :

1 paquet de Weight Management

1 gélule de 1 000 mg d'huile de poisson

2,5 mg de poudre de glutamine (à mélanger avec de l'eau et à boire immédiatement)

SOIRÉE :

1 milk-shake composé de 125 g de kéfir, 20 g de mûres et 15 ml de jus de grenade ou de pulpe d'açai

225 ml d'eau

Jour 11

PETIT DÉJEUNER

1 brouillade composée de 2 œufs, 60 g de saumon fumé en tranches et 3 g de ciboule hachée

30 g de céréales *Stop the Clock !* (cf. recette) avec 2 pincées de gingembre moulu

70 g de fraises en tranches

225 ml de thé vert ou d'eau

Compléments :

1 paquet de Weight Management

1 gélule de 1 000 mg d'huile de poisson

1 gélule d'astaxanthine

2,5 mg de poudre de glutamine (à mélanger avec de l'eau et à boire immédiatement)

DÉJEUNER :

170 g de tofu au sésame, ou de poulet grillé

Bisque de tomates au gingembre (cf. recette)

1 kiwi en tranches

225 ml d'eau

Compléments :

1 paquet de Weight Management

1 gélule de 1 000 mg d'huile de poisson

1 gélule d'astaxanthine

2,5 mg de poudre de glutamine (à mélanger avec de l'eau et à boire immédiatement)

Goûter :

125 g de fromage blanc, mélangé à 5 g de graines de lin et 50 g de pomme coupée en dés

Dîner :

Saumon chermoula (cf. recette)

150 g de salade verte, assaisonnée de 15 ml d'huile d'olive vierge extra et de jus de citron frais

Brocolis à la vapeur

1 poire asiatique (nashi)

225 ml d'eau

Compléments :

1 paquet de Weight Management

1 gélule de 1 000 mg d'huile de poisson

2,5 mg de poudre de glutamine (à mélanger avec de l'eau et à boire immédiatement)

Soirée :

30 g de jambon de dinde en tranches

1/4 d'avocat

225 ml d'eau

Jour 12

Petit déjeuner :

130 g de filet de saumon grillé

6 tomates cerises

40 g de fraises en tranches

225 ml de thé vert, ou d'eau

Compléments :

1 paquet de Weight Management

1 gélule de 1 000 mg d'huile de poisson

1 gélule d'astaxanthine

2,5 mg de poudre de glutamine (à mélanger avec de l'eau et à boire immédiatement)

Déjeuner :

170 g de blanc de poulet grillé, ou un hamburger végétarien au tofu

150 g de salade de cresson et d'amandes, sauce à l'oignon rôti (cf. recette)

80 g de cerises

225 ml d'eau

Compléments :

1 paquet de Weight Management

1 gélule de 1 000 mg d'huile de poisson

1 gélule d'astaxanthine

2,5 mg de poudre de glutamine (à mélanger avec de l'eau et à boire immédiatement)

Goûter :

30 g de poulet, ou de blanc de dinde en tranches

4 amandes

1 pomme

225 ml d'eau

Dîner :

130 à 170 g de saumon (ou truite ou maquereau)

Baba Ghanouj (cf. recette)

Haricots verts sautés à l'ail et à l'huile de sésame

150 g de salade verte, assaisonnée de 15 ml d'huile d'olive vierge extra et de jus de citron frais

1 poire en tranches

225 ml de thé vert ou d'eau

Compléments :

1 paquet de Weight Management

1 gélule de 1 000 mg d'huile de poisson

2,5 mg de poudre de glutamine (à mélanger avec de l'eau et à boire immédiatement)

Soirée :

125 g de yaourt, arrosé de 15 ml de jus de grenade ou de pulpe d'açai
4 amandes
1 pêche
225 ml d'eau

Jour 13

Petit déjeuner :

1 omelette composée de 2 œufs, 15 g de feta, 3 tomates cerises coupées en deux et 5 g d'oignon vert haché
2 saucisses de dinde
80 g de myrtilles
3 amandes
225 ml d'eau

Compléments :

1 paquet de Weight Management
1 gélule de 1 000 mg d'huile de poisson
1 gélule d'astaxanthine
2,5 mg de poudre de glutamine (à mélanger avec de l'eau et à boire immédiatement)

Déjeuner :

Burger de poisson des Caraïbes (cf. recette) sur un lit de salade verte
80 g de tomates en tranches
40 g de guacamole edamame (cf. recette), ou 1/4 d'avocat en tranches
70 g de framboises
225 ml de thé glacé, vert ou blanc, ou d'eau

Compléments :

1 paquet de Weight Management
1 gélule de 1 000 mg d'huile de poisson
1 gélule d'astaxanthine
2,5 mg de poudre de glutamine (à mélanger avec de l'eau et à boire immédiatement)

Goûter :

30 g de dinde en tranches

2 crackers au lin

1 tranche de 5 cm de melon

225 ml d'eau

Dîner :

Mole de saumon (ou de poisson) au potiron et aux graines de tournesol (cf. recette)

Artichaut à la vapeur

150 g de salade verte, assaisonnée de 15 ml d'huile d'olive vierge extra et de jus de citron frais

1 pomme

225 ml de thé vert ou d'eau

Compléments :

1 paquet de Weight Management

1 gélule de 1 000 mg d'huile de poisson

2,5 mg de poudre de glutamine (à mélanger avec de l'eau et à boire immédiatement)

Soirée :

125 de yaourt, avec 20 g de graines de sésame

1 poire

Jour 14

Petit déjeuner :

2 œufs brouillés à l'oignon vert et au poivron haché

30 g de saumon fumé

60 g de céréales *Stop the clock !* (cf. recette) agrémentées de 3 g de graines de lin et 20 g de graines de sésame

1/2 pamplemousse

225 ml de thé vert ou blanc au citron, ou d'eau

Compléments :

1 paquet de Weight Management

1 gélule de 1 000 mg d'huile de poisson

1 gélule d'astaxanthine

2,5 mg de poudre de glutamine (à mélanger avec de l'eau et à boire immédiatement)

Déjeuner :

Saumon aux graines de sésame (cf. recette)

Salade de roquette, agrémentée de 3 olives tranchées et de 4 tomates cerises, assaisonnée d'huile d'olive vierge extra et de jus de citron frais

1 poire

225 ml d'eau

Compléments :

1 paquet de Weight Management

1 gélule de 1 000 mg d'huile de poisson

1 gélule d'astaxanthine

2,5 mg de poudre de glutamine (à mélanger avec de l'eau et à boire immédiatement)

Goûter :

30 g de dinde fumée en tranches

4 noix

1 pomme

225 ml d'eau

Dîner :

Ragoût de poisson épicé (cf. recette)

Fondue d'épinards, ou d'endives, au jus de citron frais

150 g de salade verte, 15 ml d'huile d'olive vierge extra et un filet de jus de citron frais

80 g de baies

225 ml d'eau

Compléments :

1 paquet de Weight Management

1 gélule de 1 000 mg d'huile de poisson

2,5 mg de poudre de glutamine (à mélanger avec de l'eau et à boire immédiatement)

Soirée :

1 milk-shake composé de 125 g de kéfir, 6 cerises et 15 ml de jus de grenade ou de pulpe d'açai

RECETTES

Ragoût africain au beurre d'amandes : jour 1, déjeuner

Salade asiatique : jour 10, déjeuner

Baba Ghanouj : jour 9, petit déjeuner, jour 12, dîner

Compote de myrtilles : jour 4, petit déjeuner

Soupe au brocoli, à l'aneth, au citron et au tahini : jour 5, déjeuner

Choux de Bruxelles aux amandes émincées : jour 5, dîner

Salade Caponata : jour 3, déjeuner

Burgers de poisson des Caraïbes : jour 13, déjeuner

Sauce crémeuse à l'oignon, aux gousses d'ail rôties et au thym : jour 4, dîner

Salade de concombre et de tomates : jour 5, dîner

Chou au curry : jour 2, dîner

Ragoût de curry : jour 8, dîner

Guacamole edamame : jour 1, goûter, jour 13, déjeuner

Salade de poulet à l'égyptienne : jour 5, déjeuner, jour 7, déjeuner

Saumon grillé miso (ou poulet) : jour 6, dîner

Gaspacho glacé au citron vert : jour 2, déjeuner

Épinards à l'indienne : jour 1, petit déjeuner

Soupe miso, fondue de légumes verts et tomates rôties : jour 8, déjeuner

Mole de saumon au potiron et aux graines de tournesol : jour 13, dîner

Thé marocain à la menthe : jour 1, soirée, jour 9, dîner

Pesto de tomates aux noix : jour 3, petit déjeuner

Saumon poêlé aux blettes, raita de tomates à la menthe : jour 7, dîner

Soupe persane aux légumes : jour 6, déjeuner

Sauce à la grenade et aux noix : jour 9, dîner

Saumon Chermoula : jour 11, dîner

Escalopes de tomates aux oignons caramélisés : jour 3, dîner

Saumon aux graines de sésame : jour 14, déjeuner

Ragoût de poisson épicé : jour 14, dîner

Salade printanière : jour 1, dîner

Céréales *Stop the Clock!* : jour 2, petit déjeuner, jour 4, petit déjeuner, jour 6, petit déjeuner, jour 10, petit déjeuner, jour 11, petit déjeuner

Trio de poissons à l'étouffée, bébés artichauts et bouillon de tomates piquant : jour 10, dîner

Soupe aux tomates, à l'avocat et au crabe frais : jour 9, déjeuner

Bisque de tomates au gingembre : jour 11, déjeuner

Salade de cresson et d'amandes, sauce à l'oignon rôti : jour 12, déjeuner

Adaptées de *Stop the Clock!* Avery, Penguin Group USA, Inc. (2003), par Cheryl Forberg, diététicienne.

RAGOÛT AFRICAIN AU BEURRE D'AMANDES

De nombreuses recettes africaines sont à base d'arachides. Cette adaptation d'un plat traditionnel les remplace par du beurre d'amandes, riche en Oméga-3. Si la version végétarienne, avec des graines de soja, ne vous tente pas, optez, dans les mêmes proportions, pour de petits morceaux de poulet, de tofu ou de poisson, coupés à la taille d'une bouchée.

POUR HUIT PERSONNES (8 PORTIONS DE 150 G)

Ingrédients :

225 g de graines de soja cuites, ou une boîte de 450 g de graines de soja cuites, égouttées et rincées, ou 225 g d'edamame cuit
2 grosses tomates pelées, épépinées et coupées en petits morceaux, ou 250 ml de sauce tomate
250 g de jeunes pousses d'épinards ou autres légumes verts, coupés en morceaux de la taille d'une bouchée
1 l de bouillon de légumes ou de poule, sans matière grasse ni sel
45 g de beurre d'amandes naturel, crémeux ou croustillant
1 oignon rouge de taille moyenne, coupé fin
1 poivron vert, coupé en petits morceaux
75 g de céleri haché
3 gousses d'ail émincées
20 g de gingembre frais, pelé et émincé
8 g de poudre de curry
40 g de coriandre fraîche ciselée
1 feuille de laurier
15 ml d'huile d'olive vierge extra
Sel et poivre à volonté

Analyse nutritionnelle par portion

189 calories
14 g de protéines
12 g de glucides
11 g de matière grasse totale
2 g de matière grasse saturée
2 g de matière grasse polyinsaturée
5 g de matière grasse mono-insaturée
0 mg de cholestérol
4 g de fibres
313 mg de sodium
28 mg d'Oméga-3

1. Faites chauffer, à feu moyen, l'huile d'olive dans une grosse casserole, ou une cocotte en fonte. Mettez l'oignon, le poivron vert et le céleri à revenir, environ cinq minutes, jusqu'à ce qu'ils soient tendres et translucides.

2. Ajoutez l'ail, le gingembre et la poudre de curry, et laissez revenir pour révéler leur arôme, sans laisser brunir l'ail. Ajoutez les tomates et la feuille de laurier et cuisez à découvert, environ trois minutes, jusqu'à ce que les tomates réduisent légèrement.
3. Versez le bouillon dans la casserole et portez le tout à ébullition. Mettez à feu doux, puis incorporez le beurre d'amandes au fouet. Vous devez obtenir un mélange parfaitement homogène. Ajoutez les graines de soja (le tofu, le poulet ou le poisson) et laissez cuire deux minutes de plus, jusqu'à ce que ce soit chaud. Garnissez d'épinards et de coriandre. Salez et poivrez.

SALADE ASIATIQUE

Les feuilles de chou émincées et les lamelles de poivron croustillantes se mêlent dans une sauce piquante. Cette version asiatique du coleslaw accompagne aussi bien la viande que le poisson. Pour la transformer en plat principal, ajoutez, pour chaque convive, 170 g de poulet rôti en lamelles, du saumon poché ou de la crevette.

POUR 6 PERSONNES (6 PORTIONS DE SALADE EN PLAT PRINCIPAL)

Salade :
1,2 kg de chou (rouge et vert) coupé en fines lamelles
1 poivron rouge coupé en fines lamelles
1/2 concombre de bonne taille, épépiné et coupé en dé

Sauce :
85 ml d'huile d'olive
40 g de miso doré
65 ml de vinaigre de vin de riz
40 g de tofu doux
30 ml de jus de citron vert frais
30 ml de sauce soja sans sel
30 g de beurre d'amandes naturel sans sucre
20 g d'oignon vert émincé (le blanc et le vert)
20 g de gingembre en condiment
8 g de graines de moutarde
8 g d'ail émincé
5 ml d'huile de sésame

Garniture :
25 g de feuilles de coriandre fraîche ciselées
25 g de graines de sésame grillées

Analyse nutritionnelle par portion

154 calories
4 g de protéines
12 g de glucides
11 g de graisse totale
1 g de matière grasse saturée
2 g de matière grasse polyinsaturée
7 g de matière grasse mono-insaturée
0 mg de cholestérol
3 g de fibres
321 mg de sodium
15 mg d'Oméga-3

1. Préparez la sauce : placez tous les ingrédients dans un mixer et mélangez jusqu'à obtenir une substance homogène. Réservez. Vous obtiendrez environ 500 ml de sauce.

2. Préparez la salade : mélangez les légumes (et le poulet, le saumon poché ou les crevettes) dans une grande jatte. Ajoutez 250 ml de sauce et tournez bien. Garnissez de coriandre fraîche et de graines de sésame. Versez l'excès de sauce dans un bol et posez-le sur la table.

BABA GHANOUJ (CAVIAR D'AUBERGINE)

N'hésitez pas à préparer ce hors-d'œuvre à l'avance. Il se conserve au frais plusieurs jours.

POUR 600 G (16 PORTIONS DE 30 G)

Ingrédients :
2 grosses aubergines (750 g chacune environ)
75 g de tahini
150 g de yaourt nature à 0 % de matière grasse
10 g d'ail émincé
8 g de cumin moulu
40 g de feuilles de persil plat finement ciselées
85 ml de jus de citron frais
10 ml de vinaigre de vin blanc
Huile d'olive
Sel à volonté (facultatif)

Analyse nutritionnelle par portion

31 calories
1 g de protéines
3 g de glucides
2 g de matières grasses totales
1 g (ou moins) de matière grasse saturée
1 g de matière grasse polyinsaturée
1 g de matière grasse mono-insaturée
0 mg de cholestérol
1 g de fibre
174 mg de sodium
2 mg d'Oméga-3

1. Lavez et séchez les aubergines. Coupez leur extrémité dure. Percez la peau avec une fourchette pour l'empêcher d'éclater en cours de cuisson. Pour une cuisson sur le gaz ou au grill : placez l'aubergine directement sur la grille, ou sur le feu du gaz à chaleur moyenne. Laissez griller entre quinze et vingt minutes en la retournant souvent pour que la cuisson soit régulière. Retirez du feu lorsque l'aubergine est tendre. Laissez-la refroidir.
   Pour une cuisson au four : positionnez la grille du four à mi-hauteur et préchauffez à 175° C. Huilez légèrement une grande feuille de cuisson avec de l'huile d'olive. Posez les aubergines sur la feuille et laissez cuire environ quarante minutes en les retournant trois ou quatre fois pour qu'elles rôtissent de façon régulière. Retirez-les du four lorsqu'elles sont tendres.
2. Une fois tièdes, pelez-les, et retirez la plupart des graines. Coupez les aubergines en gros morceaux.

3. Réservez le persil et les aubergines. Mélangez les autres ingrédients dans une jatte ou dans le bol du mixer. Réduisez jusqu'à obtenir une purée homogène. Si le mélange est trop épais, versez de l'eau chaude, par petite quantité, jusqu'à ce que vous ayez obtenu la consistance voulue. Ajoutez les morceaux d'aubergine et mixez à nouveau jusqu'à ce que le tout soit tendre. Ajustez l'assaisonnement avec du sel, si vous le souhaitez. Garnissez de persil finement ciselé.

COMPOTE DE MYRTILLES

Un soupçon de clou de girofle ajoute de la profondeur à une compote à la robe éclatante, dotée d'une saveur intéressante et d'une texture agréable.

POUR 300 G (4 PORTIONS DE 75 G)

Ingrédients :
300 g de myrtilles fraîches ou congelées
45 ml de jus d'orange frais
5 ml d'extrait de vanille pur
3 g de zeste de peau d'orange
1 pincée de clou de girofle moulu

Analyse nutritionnelle par portion

49 calories
1 g de protéines
12 g de glucides
0 g de matière grasse totale
0 g de matière grasse saturée
0 g de matière grasse polyinsatuirée
0 g de matière grasse mono-insaturée
0 mg de cholestérol
1 g de fibres
5 mg de sodium
0 mg d'Oméga-3

1. Mélangez tous les ingrédients dans une casserole. Faites cuire, à chaleur moyenne, jusqu'à ébullition. Couvrez et laissez mijoter environ cinq minutes, jusqu'à ce que le jus ait un peu épaissi. Le jus des fruits congelés prend légèrement plus de temps pour épaissir. Retirez du feu et servez.

SOUPE AUX BROCOLIS, À L'ANETH, AU CITRON ET AU TAHINI

Les arômes puissants de cette soupe crémeuse masquent son incroyable légèreté.

POUR 900 G (6 PORTIONS DE 150 G)

Ingrédients :
300 g de brocolis en morceaux
1 l de bouillon de légumes ou de poule, sans sel ni matière grasse
225 g d'oignons jaunes hachés
40 g d'olives dénoyautées en morceaux
15 g de tahini
8 g d'aneth frais ciselé, ou 3g d'aneth séché
3 g de zeste de citron frais, ou de zeste de citron conservé au sel
3 g de graines de moutarde
15 ml d'huile d'olive
Sel et poivre à volonté

Analyse nutritionnelle par portion

88 calories
6 g de protéines
7 g de glucides
5 g de matière grasse totale
1 g de matière grasse saturée
1 g de matière grasse polyinsaturée
3 g de matière grasse mono-insaturée
0 mg de cholestérol
2 g de fibres
322 mg de sodium
10 mg d'Oméga-3

1. Faites chauffer, à feu moyen, l'huile d'olive dans une grande casserole. Versez-y les oignons et laissez revenir environ sept minutes, jusqu'à ce qu'ils commencent à blondir.
2. Ajoutez les graines de moutarde et faites revenir pendant une minute. Tournez fréquemment. Versez le bouillon avec précaution et portez à ébullition. Réduisez le feu et laissez mijoter à feu doux pendant dix minutes. Ajoutez l'aneth et les brocolis et laissez cuire jusqu'à ce que les brocolis soient juste tendres, environ quatre minutes. Finissez par les olives, le tahini, le zeste de citron et assaisonnez. Servez immédiatement.

CHOUX DE BRUXELLES AUX AMANDES ÉMINCÉES

La saveur d'amande des choux de Bruxelles est rehaussée par une pincée de muscade et un petit goût d'agrume.

POUR 460 G (4 PORTIONS DE 115 G)

Ingrédients :

500 g de choux de Bruxelles frais, ou 1 paquet de 300 g de choux de Bruxelles congelés
1 pincée de noix de muscade moulue
10 ml d'huile d'olive
Sel et poivre à votre convenance

Garniture :

5 g d'amandes émincées grillées
3 g de zeste d'orange bio

Analyse nutritionnelle par portion

79 calories
4 g de protéines
11 g de glucides
3 g de matière grasse totale
1 g (ou moins) de matière grasse saturée
1 g de matière grasse polyinsaturée
2 g de matière grasse mono-insaturée
0 mg de cholestérol
5 g de fibres
28 mg de sodium
14 mg d'Oméga-3

1. Mettez à bouillir 1 l d'eau salée.
2. Retirez les premières feuilles des choux. Raccourcissez le pied, mais laissez les cœurs intacts. Jetez-les dans l'eau bouillante et laissez cuire environ huit minutes, jusqu'à ce qu'ils soient tendres lorsqu'on les pique à la fourchette. Égouttez, transférez immédiatement dans une jatte et recouvrez-les d'eau glacée pour qu'ils refroidissent. Coupez ensuite chaque chou en quatre dans le sens de la hauteur. Jusqu'à cette dernière opération, les choux de Bruxelles peuvent être préparés à l'avance et conservés au frais.
3. Mettez de l'huile d'olive dans une poêle. Faites revenir les choux à feu moyen, environ deux minutes, jusqu'à ce qu'ils soient chauds. (Ce sera un peu plus long si les choux ont été cuits au préalable et réservés au réfrigérateur.) Salez, poivrez et saupoudrez de muscade. Garnissez d'amandes et de zeste d'orange.

SALADE CAPONATA (SALADE D'AUBERGINES RÔTIES)

Un plat d'accompagnement sicilien que l'on mange en salade ou qui fait office de condiment. Encore plus goûteux si on le laisse mariner un jour ou deux. Idéal pour un pique-nique !

POUR 450 G (6 PORTIONS DE 75 G)

Ingrédients :

1 kg d'aubergines non pelées, coupées en dés d'un gros centimètre
30 g de petites câpres
30 g de tomates séchées au soleil hachées
75 g d'olives vertes dénoyautées et tranchées
1 branche moyenne de céleri, finement coupée
1/2 oignon rouge de taille moyenne (coupé en deux verticalement)
250 ml de sauce tomate
65 ml de vinaigre de vin rouge ou balsamique
8 g de poudre de cacao naturelle non sucrée
8 g de feuilles de persil plat ciselées
8 g de feuilles fraîches de basilic ciselées
20 g de pignons de pins grillés
Huile d'olive
Sel et poivre à votre convenance

Analyse nutritionnelle par portion

106 calories
3 g de protéines
13 g de glucides
6 g de matière grasse totale
1 g de matière grasse saturée
1 g de matière grasse polyinsaturée
3 g de matière grasse mono-insaturée
0 mg de cholestérol
2 g de fibres
428 mg de sodium
4 mg d'Oméga-3

1. Positionnez la grille au bas du four. Préchauffez à 230° C. Huilez légèrement une feuille de cuisson avec de l'huile d'olive.
2. Étalez les cubes d'aubergines sur la feuille. Badigeonnez-les d'huile d'olive au moyen d'un pinceau. Mettez à rôtir pendant huit minutes. Retournez les cubes et laissez-les cuire huit minutes de plus, ou jusqu'à ce qu'ils soient tendres. Faites-les refroidir hors du four.
3. Placez l'oignon sur une planche à découper et coupez-le en fines lamelles dans le sens de la hauteur.

4. Mettez à chauffer, à feu moyen, de l'huile d'olive dans une grande poêle. Ajoutez l'oignon et faites revenir environ quatre minutes, jusqu'à ce qu'il commence à blondir. Ajoutez le céleri et laissez-le cuire une minute. Ajoutez les olives, les câpres, les tomates séchées au soleil, la sauce tomate, le vinaigre et la poudre de cacao. Laissez mijoter cinq minutes.
5. Mettez les aubergines dans la poêle et poursuivez la cuisson dix minutes. Salez et poivrez. Saupoudrez avec les herbes et les pignons de pin. La Caponata peut être servie chaude, froide ou à température ambiante.

BURGERS DE POISSON DES CARAÏBES

Pour 3 personnes

Ingrédients :
550 g de saumon cru, haché menu
75 g d'oignon rouge émincé
1 blanc d'œuf
20 g de gingembre frais, pelé et émincé
8 g d'ail émincé
3 g de coriandre moulue
2 g de cumin moulu
40 g de feuilles de coriandre fraîche ciselées
15 ml de jus de citron vert frais
10 g de zeste de citron vert
15 ml d'huile d'olive

Garniture :
225 g de cœurs de laitue ou de salade verte
1 citron vert, coupé en tranches

Analyse nutritionnelle par portion

314 calories
35 g de protéines
7 g de glucides
16 g de graisse totale
2 g de matière grasse saturée
5 g de matière grasse polyinsaturée
7 g de matière grasse mono-insaturée
94 mg de cholestérol
2 g de fibres
85 mg de sodium
3 000 mg d'Oméga-3

1. Mélangez tous les ingrédients dans une jatte. Divisez le résultat en trois et donnez à chaque petit tas la forme d'un burger. (Vous pouvez préparer vos burgers à l'avance jusqu'à cette opération.)
2. Faites chauffer, à feu moyen, l'huile d'olive dans une poêle. Ajoutez-y les burgers et laissez cuire avec précaution, environ six à sept minutes, en les retournant une fois, jusqu'à ce qu'ils soient bien dorés de chaque côté et cuits à cœur.
3. Disposez 75 g de salade sur chaque assiette. Posez les burgers chauds sur la salade, servez immédiatement en garnissant de tranches de citron vert.

SAUCE CRÉMEUSE À L'OIGNON, AUX GOUSSES D'AIL RÔTIES ET AU THYM

Accompagne à ravir la dinde, le poulet ou le poisson.

POUR 450 G (12 PORTIONS DE 40 G)

Ingrédients :
375 ml de bouillon de légumes ou de poule, sans sel ni matière grasse
7 gousses d'ail pelées entières
2 oignons jaunes de taille moyenne, finement tranchés
Ciboule hachée
2 g d'origan frais haché, ou 1 grosse pincée d'origan séché
15 ml de vinaigre balsamique
15 ml d'huile d'olive
Sel et poivre

Analyse nutritionnelle par portion

43 calories
2 g de protéines
7 g de glucides
1 g de matière grasse totale
0 g de graisse saturée
0 g de graisse polyinsaturée
1 g de graisse mono-insaturée
0 mg cholestérol
1 g de fibres
51 mg de sodium
1 mg d'Oméga-3

1. Mettez l'huile à chauffer, à feu moyen, dans une grosse casserole. Ajoutez l'ail et laissez cuire environ six minutes, en tournant souvent, jusqu'à ce qu'il soit bien doré et caramélisé. Ne le laissez pas trop brunir car il deviendrait amer. Ajoutez les oignons et faites cuire environ dix minutes en remuant fréquemment, jusqu'à ce qu'ils soient tendres et commencent à blondir. Ajoutez l'origan et le vinaigre balsamique, et laissez revenir deux minutes de plus. Versez le bouillon et portez à ébullition. Réduisez la chaleur et laissez mijoter, sans couvercle, pendant cinq minutes.
2. Versez la sauce dans un mixer et mixez jusqu'à l'obtention d'un mélange onctueux. Remettez dans la poêle et réchauffez sans aller jusqu'à l'ébullition. Salez et poivrez. Garnissez de ciboule hachée.

SALADE DE CONCOMBRE ET DE TOMATES

POUR 4 PERSONNES

Ingrédients :

3 tomates de grosseur moyenne, épépinées et coupées en dés
1 concombre pelé, épépiné et coupé en dés
1 poivron jaune, épépiné et coupé en dés
75 g de feuilles de coriandre fraîche hachées menu
75 g de feuilles de menthe fraîches hachées menu
Sel et poivre

Analyse nutritionnelle par portion

38 calories
2 g de protéines
8 g de glucides
0 g de matière grasse totale
0 g de matière grasse saturée
0 g de matière grasse polyinsaturée
0 g de matière grasses mono-insaturée
0 mg de cholestérol
2 g de fibres
16 mg de sodium
4 mg d'Oméga-3

Mélangez tous les ingrédients dans une jatte. Servez immédiatement, ou couvrez et laissez mariner au frais pendant douze heures, ou toute la nuit.

CHOU AU CURRY

Cuit en deux étapes, le mordant du chou s'atténue. La sauce au curry met en valeur toute sa douceur. Une recette qui reflète l'adaptabilité de ce légume à une large diversité d'assaisonnements.

POUR 450 G (4 PORTIONS DE 110 G)

Ingrédients :

1/2 tête de chou vert (environ 750 g) finement tranchée
85 ml de bouillon de légume ou de poule, sans sel ni matière grasse
20 g d'oignon jaune finement haché
6 g de poudre de curry
30 ml d'huile d'olive
Sel et poivre

Analyse nutritionnelle par portion

94 calories
2 g de protéines
7 g de glucides
7 g de graisse totale
1 g de matière grasse saturée
1 g de matière grasse polyinsaturée
5 g de matière grasse mono-insaturée
0 mg de cholestérol
3 g de fibres
54 mg de sodium
10 mg d'Oméga-3

1. Retirez le cœur dur du chou avant de le découper en lamelles. Mettez-le à cuire dans de l'eau bouillante pendant quatre minutes. Égouttez bien. Réservez.
2. Faites chauffer l'huile dans une grande poêle, saupoudrez-y le curry. Ajoutez l'oignon et laissez-le cuire une minute. Incorporez le bouillon au fouet, et poursuivez la cuisson jusqu'à ce qu'il ait légèrement épaissi. Ajoutez le chou et mélangez bien pour qu'il s'imprègne des épices. Laissez cuire environ deux minutes de plus, jusqu'à ce qu'il soit tendre. Salez et poivrez.

RAGOÛT DE CURRY

Un cocktail d'épices odorantes corse ce ragoût rustique. Ajoutez 250 ml de bouillon et servez-le en potage. Pour sa version végétarienne, choisissez des cubes de tofu ferme ou des pois chiches. Pour sa version traditionnelle, le poulet ou le poisson s'imposent.

POUR 4 PERSONNES, EN PLAT PRINCIPAL

Ingrédients :

750 g de tofu (ou de poulet désossé, ou de filet de poisson, ou 300 g de pois chiches)
750 ml de bouillon de légumes ou de poule, sans sel ni matière grasse
150 g de tomates fraîches épinées, pelées et coupées en morceaux, ou 250 ml de sauce tomate
300 g d'oignons rouges finement hachés
2 gousses d'ail émincées
20 g de gingembre frais, pelé et finement haché
40 g de feuilles fraîches de coriandre hachées
8 g de coriandre moulue
8 g de cumin moulu
2 pincées de cardamome moulue
1 pincée de cannelle moulue
Sel et poivre
15 ml d'huile d'olive

Analyse nutritionnelle par portion

238 calories
13 g de protéines
34 g de glucides
6 g de matière grasse totale
1 g de matière grasse saturée
1 g de matière grasse polyinsaturée
3 g de matière grasse mono-insaturée
0 mg de cholestérol
9 g de fibres
307 mg de sodium
7 mg d'Oméga-3

1. Faites chauffer l'huile, à feu moyen, dans une grande cocotte. Ajoutez les oignons et laissez cuire environ dix minutes, en tournant occasionnellement, jusqu'à ce qu'ils soient tendres, mais pas bruns.
2. Ajoutez le gingembre et l'ail. Laissez revenir une minute environ, sans permettre à l'ail de brunir. Ajoutez les tomates et laissez mijoter pendant cinq minutes. Puis les épices, environ une minute, jusqu'à ce que leur arôme se développe.

3. Versez le bouillon et portez à ébullition. Incorporez le tofu (ou poulet, poisson, pois chiches) et laissez bouillir le tout environ cinq minutes, jusqu'à cuisson complète. Salez et poivrez.
4. Servez chaud, saupoudré de coriandre.

GUACAMOLE EDAMAME

POUR 300 G, 16 PORTIONS DE 30 G

Ingrédients :

250 g d'edamame écossé (haricots de soja vert, cf. annexe : « Le soja dans tous ses états, pour et contre »)
1 gros avocat bien mûr
125 ml de lait de soja non parfumé
15 g de feuilles de coriandre fraîche hachées
2 gousses d'ail émincées
3 g de chili chipotle haché (facultatif)
10 ml de jus de citron vert frais
Sel et poivre

Garniture :

8 g de feuilles de coriandre fraîche hachées

Analyse nutritionnelle d'une portion

44 calories
3 g de protéines
3 g de glucides
3 g de matière grasse totale
10 g de matière grasse saturée
1 g de matière grasse polyinsaturée
2 g de matière grasse mono-insaturée
0 mg de cholestérol
2 g de fibres
3 mg de sodium
6 mg d'Oméga-3

1. Faites cuire l'edamame dans de l'eau bouillante salée pendant cinq minutes. Égouttez et laissez refroidir à température ambiante.
2. Mélangez l'edamame, le lait de soja, la coriandre, l'ail (et le piment, si vous en utilisez) dans une jatte. Mixez pendant environ trois minutes, jusqu'à obtenir un mélange homogène. Réservez.
3. Pelez l'avocat, retirez son noyau, coupez le fruit en gros morceaux et placez-les dans une jatte. Ajoutez le jus de citron vert et écrasez le tout à la fourchette en conservant un peu de texture. Incorporez le mélange d'edamame, de lait de soja, de coriandre et d'ail. Salez et poivrez. Garnissez de coriandre.

SALADE DE POULET À L'ÉGYPTIENNE

Voici une façon pratique d'utiliser les restes de blancs de poulet grillés (ou les gambas) du barbecue de la veille.

POUR 2 PERSONNES EN PLAT PRINCIPAL

Salade :
350 g de blanc de poulet cuit, coupé en cube ou en lamelles (ou de gambas)
450 g de romaine déchirée en petits morceaux
1 concombre de taille moyenne, épépiné et coupé en dés
150 de tomates cerises coupées en deux
1/2 poivron rouge coupé en dés
40 g de ciboules hachées finement
40 g de feuilles de menthe fraîche émincées
40 g de persil frais haché
Sel et poivre du moulin

Sauce :
85 ml d'huile d'olive vierge extra
45 ml de jus de citron
3 g d'ail émincé
3 g de cumin moulu

Analyse nutritionnelle par portion

375 calories
43 g de protéines
14 g de glucides
17 g de matière grasse totale
3 g de matière grasse saturée
2 g de matière grasse polyinsaturée
11 g de matière grasse mono-insaturée
99 mg de cholestérol
6 g de fibres
138 mg de sodium
30 mg d'Oméga-3

1. Préparez la sauce : mélangez l'huile, le jus de citron, l'ail et le cumin dans un petit bol.
2. Préparez la salade : placez les ingrédients restants dans une grande jatte. Versez 45 ml de sauce et remuez doucement. Posez le reste de sauce sur la table ou réservez-le pour une autre fois.

SAUMON GRILLÉ MISO

POUR 4 PERSONNES EN PLAT PRINCIPAL

Marinade :

4 filets de 180 g de saumon sauvage sans arête, ou de blanc de poulet sans peau et désossé, ou de tranches fermes de tofu
40 g de miso jaune
30 ml de mirin, ou vinaigre de vin de riz
10 ml de tamari, ou sauce soja
10 g d'ail émincé
10 g de gingembre frais haché

Garniture :

15 g de coriandre fraîche hachée
3 g de graines de sésame légèrement grillées

Analyse nutritionnelle des aliments par portion, dans le cas de 180 g de filet de saumon sauvage

325 calories
41 g de protéines
7 g de glucides
14 g de matière grasse totale
2 g de matière grasse saturée
6 g de matière grasse polyinsaturée
4 g de matière grasse mono-insaturée
107 mg de cholestérol
1 g de fibres
802 mg de sodium
3 230 mg d'Oméga-3

1. Mélangez les ingrédients de la marinade dans un petit bol. Versez-la sur le poisson, ou le poulet, ou le tofu, que vous aurez posé dans une assiette creuse. Couvrez, réfrigérez et laissez mariner deux à quatre heures. Faites griller, ou rôtir. Garnissez de coriandre fraîche et de graines de sésame.

GASPACHO GLACÉ AU CITRON VERT

Ce plat d'été rafraîchissant est né dans le sud de l'Espagne. La douceur des tomates bien mûres se marie à la fraîcheur des légumes du jardin et de la coriandre, auxquels s'ajoute une note de vinaigre balsamique.

POUR 4 PERSONNES (4 PORTIONS DE 225 G)

Ingrédients :

1 gros poivron rouge
2 grosses tomates ou 6 tomates moyennes (environ 500 g)
1 concombre de bonne taille, pelé, coupé en deux dans le sens de la longueur et épépiné
1/2 oignon jaune de taille moyenne
250 ml de jus de tomate
75 g de feuilles de coriandre fraîche hachée
65 ml de vinaigre balsamique
30 ml de jus de citron vert frais
Sel et poivre

Analyse nutritionnelle par portion

67 calories
2 g de protéines
15 g de glucides
0 g de matière grasse totale
0 g de matière grasse saturée
0 g de matière grasse polyinsaturée
0 g de matière graisse mono-insaturée
0 mg de cholestérol
2 g de fibres
61 mg de sodium
1 mg d'Oméga-3

1. Faites griller le poivron rouge entier au grill, ou sur la flamme du gaz, en le retournant occasionnellement, jusqu'à ce que la peau cloque et noircisse. Placez-le dans une jatte et couvrez, ou glissez-le dans un sac en papier et laissez la vapeur qui en émane décoller la peau. Pelez-le avec soin et retirez-en les pépins. Coupez le poivron en dés de taille moyenne et réservez.
2. Coupez la moitié des tomates, la moitié du concombre et la moitié de l'oignon en morceaux et mettez-les dans le bol du mixer. Ajoutez le poivron rôti et mixez jusqu'à l'obtention une purée. Versez le mélange obtenu dans une jatte de taille moyenne. Incorporez le jus de tomate, la coriandre et le vinaigre. Épépinez la tomate qui reste. Coupez-la, ainsi que le concombre et l'oignon,

en dés de taille moyenne, et ajoutez-les à la soupe. Réfrigérez.

3. Versez le jus de citron vert et assaisonnez. Servez bien glacé. Pour un gaspacho moins épais, liquéfiez le mélange avec du jus de tomate.

ÉPINARDS À L'INDIENNE

Ce plat indien traditionnel est généralement composé d'épinards, mais il fonctionne tout aussi bien avec d'autres légumes verts, comme le chou vert frisé.

POUR 300 G (4 PORTIONS DE 75 G)

Ingrédients :

500 g de feuilles d'épinards frais, lavés et finement hachés, ou 1 paquet de 500 g d'épinards hachés surgelés, égouttés et décongelés
10 g de gingembre frais pelé et haché
3 g de coriandre moulue
2 pincées de curcuma moulu
2 pincées de cumin moulu
2 pincées de garam masala ou de poudre de curry
30 ml d'huile d'olive
Sel

Analyse nutritionnelle par portion

51 calories
3 g de protéines
5 g de glucides
2 g de matière grasse totale
1g ou moins de matière grasse saturée
1 g ou moins de matière grasse polyinsaturée
3 g de matière grasse mono-insaturée
0 mg de cholestérol
0 g de fibres
91 mg de sodium
2 mg d'Oméga-3

1. Mettez l'huile d'olive à chauffer, à feu moyen, dans une grande poêle. Ajoutez le gingembre et les épices et faites cuire trente secondes environ, en tournant, jusqu'à ce que le mélange bouillonne.
2. Ajoutez les épinards et laissez cuire à température moyenne jusqu'à ce qu'ils fondent et soient tendres, environ deux minutes. Tournez souvent pour vous assurer d'une cuisson homogène. Assaisonnez à votre convenance. Servez chaud.

SOUPE MISO, FONDUE DE LÉGUMES VERTS ET TOMATES RÔTIES

La grande majorité des Japonais mangent de la soupe miso tous les matins : c'est un élément incontournable du petit déjeuner. Cette version plus épaisse donne l'occasion de profiter des pouvoirs reconstituants du miso tout au long de la journée.

POUR 900 G (4 PORTIONS DE 225 G)

Ingrédients :

20 g de miso blanc doux
120 g de tofu ferme, égoutté et coupé en dés de 0,5 cm
150 g de feuilles d'épinard frais, coupées en chiffonnade
5 tomates moyennes (environ 500 g)
110 g d'oignons jaunes finement hachés
1 l de bouillon de légume ou de poule, sans sel ni matière grasse
10 g de gingembre frais, pelé et finement haché
3 gousses d'ail non pelées
15 ml d'huile d'olive

Analyse nutritionnelle par portion

139 calories
11 g de protéines
13 g de glucides
5 g de matière grasse totale
1 g de matière grasse saturée
1 g de matière grasse polyinsaturée
3 g de matière grasse mono-insaturée
0 mg de cholestérol
3 g de fibres
718 mg de sodium
16 mg d'Oméga-3

Garniture :

1 oignon vert (le blanc et le vert) très finement tranché

1. Préchauffez le four à 230° C. Huilez légèrement une feuille de papier de cuisson avec de l'huile d'olive. Enroulez les gousses d'ail dans un petit morceau de papier aluminium et fermez hermétiquement. Coupez les tomates horizontalement, en tranches épaisses d'un gros cm, et disposez-les en une seule couche sur la feuille de cuisson.
2. Posez l'ail enveloppé dans l'aluminium sur la feuille de cuisson avec les tomates. Enfournez et laissez rôtir environ trente-cinq minutes, jusqu'à ce que l'ail soit fondant et les tomates légèrement grillées. Tournez la feuille à mi-cuisson. Déroulez l'ail, laissez refroidir légèrement et reti-

rez la peau. Versez l'ail et les tomates dans un mixer et réduisez-les en purée. Réservez.

3. Faites chauffer, à feu moyen, l'huile d'olive dans une casserole. Ajoutez l'oignon et laissez revenir environ huit minutes, jusqu'à ce qu'il commence à dorer. Ajoutez le gingembre, faites cuire encore une minute. Versez le bouillon et la purée de tomates et portez à ébullition.
4. Incorporez le miso au fouet, jusqu'à ce qu'il se dissolve dans la soupe. Ajoutez le tofu et les épinards et laissez mijoter pendant une minute. Servez chaud, garni de l'oignon vert.

MOLE DE SAUMON AU POTIRON ET AUX GRAINES DE TOURNESOL

Le mole (prononcez « molé ») est une sauce magique issue d'un cocktail complexe d'épices. Les familles mexicaines gardent jalousement le secret du mélange de leurs ancêtres. Traditionnellement, le mole est composé d'épices odorantes, corsées par un ingrédient surprise : la poudre de cacao. Un arrière-goût subtil de chocolat fumé parachève cette fête des sens.

POUR 6 PERSONNES (6 PORTIONS DE 110 G)

Ingrédients :

180 g de poisson grillé, de poulet ou de tofu
150 g de tomates fraîches, pelées, épépinées et hachées
75 g de poivron vert coupé en petits dés
250 ml de sauce tomate
500 ml de bouillon de légume ou de poule, sans sel ni matière grasse
125 ml de vin rouge sec
1/2 oignon rouge, coupé en huit
20 g d'ail émincé
20 g de poudre de cacao naturelle non sucrée
40 g d'amandes grillées
20 g de graines de potiron
20 g de graines de tournesol grillées
3 g de graines de coriandre
1 pincée de graines d'anis
2 chilis chipotle
3 g de cannelle moulue
1 pincée de clou de girofle moulu
30 ml d'huile d'olive
Sel et poivre

Garniture :

20 g de feuilles de coriandre fraîche hachées

Analyse nutritionnelle par portion

427 calories
62 g de protéines
11 g de glucides
13 g de matière grasse totale
2 g de matière grasse saturée
3 g de matière grasse polyinsaturée
7 g de matière grasse mono-insaturée
143 mg de cholestérol
3 g de fibres
298 mg de sodium
14 mg d'Oméga-3

1. Mélangez les oignons, le vin, les amandes, les graines, les chilis, les épices, le cacao et 15 ml d'huile d'olive dans le bol du robot. Mixez jusqu'à obtenir une pâte lisse.

2. Faites chauffer l'huile d'olive restante dans une poêle, à feu moyen. Ajoutez la pâte d'épices et laissez cuire environ cinq minutes en tournant souvent, jusqu'à ce que le mélange bouillonne et que son arôme se révèle. Si la pâte est très épaisse, allongez-la de 65 ml d'eau. Incorporez les tomates, le poivron, la sauce tomate, l'ail et 375 ml de bouillon. Portez à ébullition. Mettez à feu doux, couvrez et laissez mijoter dix minutes. Ajoutez assez de bouillon pour obtenir une sauce lisse, avec la consistance d'une crème épaisse.
3. Laissez mijoter jusqu'à ce que les légumes soient tendres, environ cinq minutes. Salez et poivrez. Servez avec 180 g de poisson grillé, de poulet ou de tofu. Garnissez de coriandre.

THÉ MAROCAIN À LA MENTHE

Le thé chaud à la menthe est servi toute la journée au Maroc. Il est tout aussi délicieux glacé.

POUR 1 L (4 PORTIONS DE 250 ML)

Ingrédients :

20 g de feuilles de thé vert ou 3 sachets de thé vert
110 g de feuilles de menthe fraîche
3 g de zeste de citron
1 l d'eau bouillante

Analyse nutritionnelle par portion

1 calorie
0 g de protéines
0 g de glucides
0 g de matière grasse totale
9 g de matière grasse saturée
0 g de matière grasse polyinsaturée
0 g de matière grasse mono-insaturée
0 g de fibres
4 mg de sodium
1 mg d'Oméga-3

Placez le thé, les feuilles de menthe et le zeste de citron dans une théière ou une petite casserole et versez l'eau bouillante. Couvrez et laissez infuser pendant huit minutes. Servez le thé, à travers une passoire, dans de petites tasses ou des verres.

PESTO DE TOMATES AUX AMANDES

Améliorez une omelette ou allongez une sauce avec cette recette de pesto facile à réaliser. Expérimentez-la avec plusieurs types d'oléagineux, remplacez les tomates par des poivrons grillés, et utilisez de la roquette si ce n'est pas la saison du basilic.

POUR 225 G (18 PORTIONS DE 12,5 G)

Ingrédients :
150 g de feuilles de basilic frais
20 g d'ail émincé
20 g de tomates séchées au soleil hachées
110 g d'amandes grillées
50 g de fromage romano râpé
125 ml d'huile d'olive vierge extra
1 pincée de sel (facultatif)
1 pincée de poivre

Analyse nutritionnelle par portion

97 calories
2 g de protéines
2 g de glucides
10 g de matière grasse totale
1 g de matière grasse saturée
1 g de matière grasse polyinsaturée
7 g de matière graisse mono-insaturée
1 mg de cholestérol
1 g de fibres
65 mg de sodium
8 mg d'Oméga-3

1. Placez le basilic, l'ail, les tomates, les amandes, le sel et le poivre dans le bol d'un robot. Mixez jusqu'à ce que les amandes soient finement hachées. Versez l'huile d'olive en filet pendant que le moteur tourne. Arrêtez le mixer et assurez-vous que le mélange forme une purée homogène. Ajoutez le fromage et mixez dix à quinze secondes de plus, mais pas trop, le pesto doit conserver un peu de texture.
2. Transférez dans un bol. Couvrez la surface avec une feuille de plastique et conservez au frais, jusqu'à une semaine.

SAUMON POÊLÉ AUX BLETTES, RAITA DE TOMATES À LA MENTHE

Le raita est un condiment traditionnel de la cuisine de l'est de l'Inde. La fraîcheur acidulée du yaourt et le croustillant des légumes émincés contrebalancent le piquant du curry dans ce plat de saumon élégant et inratable.

POUR 2 PERSONNES

Saumon poêlé :

2 filets de 180 g de saumon
125 ml de bouillon de légumes ou de poule, sans sel ni matière grasse
20 g d'échalotes émincées
20 g de gingembre frais, pelé et émincé
8 g de poudre de curry
10 ml d'huile d'olive
Sel et poivre

Fondue de blettes :

1 gros bouquet de feuilles de blettes sans les queues
30 ml de bouillon de légumes ou de poule, sans matière grasse ni sel
5 ml d'huile d'olive
Sel et poivre

Raita de tomates à la menthe :

2 tomates moyennes, pelées, épépinées et coupées en dés
150 g de concombre épépiné et coupé en dés
150 g de yaourt nature ou de yaourt de soja (un peu plus doux)
20 g de feuilles de menthe fraîche
1 pincée de graines de moutarde moulues
1 pincée de poudre de paprika (facultatif)
1 pincée de cumin moulu
Sel et poivre

Analyse nutritionnelle par portion

400 calories
46 g de protéines
21 g de glucides
16 g de matière grasse totale
3 g de matière grasse saturée
4 g de matière grasse polyinsaturée
7 g de matière grasse mono-insaturée
79 mg de cholestérol
4 g de fibres
420 mg de sodium
2 190 mg d'Oméga-3

1. Préparez le raita : mélangez les tomates, le concombre, le yaourt, la menthe, la moutarde, le paprika et le cumin dans un petit bol. Assaisonnez. Réservez pour permettre aux saveurs de se mêler.
2. Préparez le saumon : mélangez le gingembre et la poudre de curry, salez et poivrez. Saupoudrez le mélange d'épices sur chaque filet de saumon. (Le saumon peut être préparé jusqu'à douze heures à l'avance et mariné avant la cuisson.) Faites chauffer à feu moyen l'huile dans une poêle anti-adhésive, jusqu'à ce qu'elle soit chaude mais pas fumante. Placez-y le saumon du côté épicé et laissez cuire, à couvert, pendant cinq minutes. Retournez le saumon, couvrez et laissez mijoter environ deux minutes de plus, jusqu'à ce qu'il soit cuit à cœur. Posez le saumon sur une assiette. Retirez l'excès de graisse de la poêle. Ajoutez l'échalote et laissez-la blondir trente secondes. Incorporez le bouillon et laissez mijoter jusqu'à ce qu'il ait réduit de moitié. Versez la sauce sur le saumon. Gardez au chaud.
3. Préparez les blettes : pendant que le saumon cuit, faites chauffer l'huile, à feu moyen, dans une grande poêle. Ajoutez les blettes et le bouillon. Couvrez et laissez mijoter jusqu'à ce que les légumes soient fondants en tournant occasionnellement, environ trois minutes. Découvrez. Laissez cuire jusqu'à ce que le jus épaississe un peu, environ deux minutes. Salez et poivrez.
4. Disposez la fondue de blettes sur l'assiette à côté du saumon. Servez le raita dans un récipient à part, avec chaque assiette.

SOUPE PERSANE AUX LÉGUMES

Une soupe riche en protéines et en fibres, qui possède d'infinies variations. Les épinards de la recette d'origine sont avantageusement remplacés par des haricots ou tout autre légume vert. Amusez-vous à tester de nouveaux ingrédients pour surprendre vos invités.

POUR 4 PERSONNES (4 PORTIONS DE 250 ML)

Ingrédients :

240 g d'épinards lavés et hachés, ou 1 paquet de 250 g de feuilles d'épinards hachées congelées
225 g de pois chiches cuits, ou 1 boîte de 450 g de pois chiches égouttés et rincés
750 ml de bouillon de légumes ou de poule, sans sel ni matière grasse
2 oignons jaunes de taille moyenne, finement hachés
3 gousses d'ail hachées
40 g de feuilles de coriandre fraîche
20 g d'aneth frais haché ou 10 g d'aneth séché
3 g de curcuma moulu
30 ml d'huile d'olive
Sel et poivre

Analyse nutritionnelle par portion

227 calories
12 g de protéines
27 g de glucides
9 g de matière grasse totale
1 g de matière grasse saturée
1 g de matière grasse polyinsaturée
5 g de matière grasse mono-insaturée
0 mg de cholestérol
8 g de fibres
363 mg de sodium
11 mg d'Oméga-3

1. Versez l'huile dans une casserole, sur feu moyen. Ajoutez les oignons et laissez revenir environ cinq minutes, jusqu'à ce qu'ils s'attendrissent et commencent à blondir. Mettez l'ail et faites-le cuire une minute, sans le laisser brunir, puis le curcuma et les pois chiches. Mélangez bien. Ajoutez le bouillon et portez à ébullition.
2. Ajoutez les épinards. Lorsqu'ils arrivent à ébullition, mettez à feu doux et laissez mijoter environ trois minutes. Mélangez la coriandre et l'aneth frais. Assaisonnez.

SAUCE À LA GRENADE ET AUX NOIX

L'association de la viande et des fruits est coutume courante dans la gastronomie du Moyen-Orient. Cette sauce est une version légère de l'assaisonnement classique du Koresh Fesenjan, *un ragoût iranien. Elle accommode le saumon comme le poulet. En saison, garnissez le plat de graines de grenades fraîches.*

Pour 6 personnes

Ingrédients :
65 ml de sirop de grenade
75 g de noix hachées
150 g d'oignons jaunes finement hachés
500 ml de bouillon de légume ou de poule, sans sel ni matière grasse
1 pincée de safran ou de curcuma
1 pincée de cannelle
1 pincée de muscade
1 pincée de poivre
15 ml d'huile d'olive

Garniture :
40 g de feuilles de persil plat frais hachées
75 g de graines de grenade (facultatif)

Analyse nutritionnelle par portion servie avec 180 g de filet de saumon sauvage

464 calories
44 g de protéines
23 g de glucides
21 g de matière grasse totale
3 g de matière grasse saturée
9 g de matière grasse polyinsaturée
7 g de matière grasse mono-insaturée
107 mg de cholestérol
1 g de fibres
216 mg de sodium
3 720 mg d'Oméga-3

1. Préparez la sauce : faites chauffer l'huile, sur feu moyen, dans une grande poêle. Lorsqu'elle est chaude, mettez l'oignon à cuire environ huit minutes : il doit être tendre et légèrement doré. Ajoutez les épices et laissez cuire une minute environ.
   Versez 375 ml de bouillon et portez à ébullition. Réduisez et faites mijoter à feu doux pendant cinq minutes. Retirez du feu.
2. Préparez le sirop de grenade : placez 190 ml de jus de grenade dans une petite casserole et portez à ébullition. Réduisez la chaleur, mettez à feu doux et laissez mijoter pendant environ quinze minutes, jusqu'à ce que le jus ait réduit. Il doit en rester 65 ml.

3. Placez les noix dans un bol et mixez-les jusqu'à ce qu'elles soient finement moulues. Ajoutez les 125 ml de bouillon restant et le sirop de grenade. Mixez jusqu'à ce que la sauce devienne crémeuse et lisse. Incorporez délicatement le bouillon chaud et le mélange d'oignons. Réduisez à nouveau en purée jusqu'à l'obtention d'une texture homogène. Remettez la sauce dans une poêle jusqu'à ébullition, puis laissez mijoter à feu doux environ trois minutes. Le mélange doit alors avoir la consistance d'une crème épaisse. Salez et poivrez. Gardez au chaud. Servez avec du poisson ou du poulet poché ou grillé. Garnissez avec le persil haché et les graines de grenade.

SAUMON CHERMOULA

La chermoula est une sauce épicée que l'on trouve communément sur les étals marocains. D'ordinaire, on la sert avec du poisson frit, mais elle convient très bien au saumon poché.

POUR 2 PERSONNES

Ingrédients :
2 filets de 180 g de saumon
65 ml de vin blanc
150 g d'oignons rouges finement hachés
20 g de zeste de citron, ou 20 g d'écorce de citron mariné au sel
20 g de feuilles de coriandre fraîche hachées
2 pincées de coriandre moulue
1 pincée de poivre moulu
1 pincée de cumin moulu
1 pincée de fils de safran écrasés (facultatif)
15 ml d'huile d'olive
Sel et poivre

Analyse nutritionnelle par portion

391 calories
40 g de protéines
11 g de glucides
19 g de matière grasse totale
3 g de matière grasse saturée
6 g de matière grasse polyinsaturée
9 g de matière grasse mono-insaturée
105 mg de cholestérol
2 g de fibres
90 mg de sodium
3 420 mg d'Oméga-3

1. Mélangez les épices dans un petit bol. Réservez. Faites chauffer à feu moyen 10 ml d'huile d'olive dans une poêle. Ajoutez l'oignon et laissez revenir jusqu'à ce qu'il soit tendre et translucide, environ quatre minutes. Versez le mélange d'épices et faites revenir une minute de plus. Retirez du feu et ajoutez le zeste de citron. Transférez dans un bol et réservez.
2. Remettez la même poêle sur le feu. Versez les 5 ml d'huile d'olive restante et faites chauffer. L'huile doit être chaude, mais pas fumante.
3. Ajoutez le saumon et laissez cuire environ quatre minutes. Retournez-le et faites-le cuire jusqu'à ce qu'il devienne opaque, environ deux minutes. Transférez-le sur l'assiette du dîner. Retirez l'excédent d'huile de la poêle. Versez le vin blanc et laissez bouillir jusqu'à ce qu'il ait perdu la moi-

tié de son volume. Incorporez le mélange d'oignons et faites mijoter jusqu'à ce que ce soit bien chaud. Ajoutez la coriandre hachée, salez et poivrez.

4. Versez la sauce chermoula sur les filets de saumon et servez.

ESCALOPES DE TOMATES AUX OIGNONS CARAMÉLISÉS

Les oignons caramélisés, doux et sucrés, ajoutent une touche de sophistication à la simplicité des tomates. Servez avec un poulet rôti et un légume vert. Ce plat a l'avantage de pouvoir être préparé la veille : il suffit de le passer au four juste avant de servir.

POUR 8 PERSONNES (8 PORTIONS DE 110 G)

Oignons caramélisés :
2 gros oignons, coupés en tranches de 3 mm
85 ml de bouillon de légumes ou de poule, sans sel ni matière grasse
30 ml de vinaigre balsamique
15 ml d'huile d'olive
1 pincée de poivre moulu
1 pincée de sel

Sauce :
1 kg de tomates moyennes (10 à 12 tomates)
500 ml de bouillon de légumes ou de poule, sans sel ni matière grasse
40 g d'oignon émincé
50 g de parmesan reggiano râpé
3 g d'herbes de Provence séchées (thym, basilic, origan...)
65 ml d'huile d'olive
Sel et poivre

Analyse nutritionnelle par portion

140 calories
5 g de protéine
10 g de glucides
10 g de matière grasse totale
2 g de matière grasse saturée
1 g de matière grasse polyinsaturée
7 g de matière grasse mono-insaturée
3 mg de cholestérol
2 g de fibres
272 mg de sodium
8 mg d'Oméga-3

1. Préchauffez le four à 190° C. Huilez légèrement un plat avec de l'huile d'olive.
2. Préparez les oignons : faites chauffer l'huile, dans une grande casserole, sur feu moyen à fort. Ajoutez les oignons, le sel et le poivre. Laissez cuire environ dix minutes en remuant souvent, jusqu'à ce que les oignons brunissent. Incorporez le bouillon et le vinaigre. Réduisez le feu et laissez mijoter en remuant occasionnellement,

environ dix minutes, jusqu'à ce qu'il n'y ait presque plus de jus.

3. Préparez la sauce : mettez l'huile d'olive à chauffer dans une grosse casserole, sur feu moyen à bas, puis ajoutez les oignons. Laissez mijoter pendant trois minutes, jusqu'à ce que les oignons soient tendres et translucides. Ajoutez le bouillon lentement, en un filet continu, en fouettant pour l'incorporer. Portez la sauce à ébullition, réduisez le feu et laissez mijoter jusqu'à ce qu'elle ait un peu épaissi, environ deux minutes. Retirez la casserole du feu, salez et poivrez. Réservez.
4. Retirez le cœur des tomates et coupez-les en tranches d'environ 0,5 cm. Salez et poivrez.
5. Dans un plat à four disposez une première couche composée du tiers des tomates, du tiers des oignons et du tiers de la sauce. Recouvrez de deux couches supplémentaires. Saupoudrez de parmesan et enfournez trente-cinq minutes jusqu'à ce que le dessus soit bien doré. Servez chaud.

SAUMON AUX GRAINES DE SÉSAME

Pour 4 personnes

Ingrédients :
4 filets de 180 g de saumon
40 g de graines de sésame blanc
30 ml d'huile d'olive
Sel et poivre

Garniture :
Coriandre fraîche
Gingembre mariné
Sauce soja sans sel

Analyse nutritionnelle par portion

361 calories
39 g de protéines
1 g de glucides
21 g de matière grasse totale
3 g de matière grasse saturée
7 g de matière grasse polyinsaturée
10 g de matière grasse mono-insaturée
107 mg de cholestérol
1 g de fibre
85 mg de sodium
3 430 mg d'Oméga-3

1. Préchauffez le four à 175° C.
2. Salez et poivrez le saumon. Placez les graines de sésame dans un plat à four creux. Badigeonnez légèrement les filets de poisson avec de l'huile et posez la partie chair (pas celle où il reste de la peau) sur les graines. Faites chauffer l'huile dans une grande poêle, sur feu moyen à fort. Disposez le saumon dans la poêle, côté graines, et laissez-le dorer légèrement. Ne brûlez pas les graines ou elles deviendraient amères. Retournez et dorez le côté peau. Transférez les filets dans un plat à four, côté graines vers le haut, et enfournez. Laissez rôtir sept à huit minutes. Servez le saumon sans attendre, saupoudré de coriandre et de gingembre, et nappé de sauce soja sans sel.

RAGOÛT DE POISSON ÉPICÉ

L'arôme de ce ragoût varie en fonction du poisson utilisé. Quel que soit votre choix, l'originalité de ce plat repose sur son intrigant cocktail de saveurs.

POUR 3 PERSONNES

Ingrédients :

550 g de filets de poisson (saumon, thon ou maquereau), sans arête ni peau, coupés en morceaux
150 g de poivron vert haché fin
150 g de tomates pelées, épépinées et coupés en dés
150 g d'oignons jaunes hachés fin
1 l de bouillon de légumes ou de poule, sans sel ni matière grasse
20 g de tahini
10 g d'écorce de citron mariné au sel ou de zeste frais
40 g de feuilles de coriandre fraîche hachées
5 g de coriandre moulue
1 pincée de cumin moulu
15 ml d'huile d'olive

Analyse nutritionnelle par portion

471 calories
50 g de protéines
16 g de glucides
23 g de matière grasse totale
3 g de matière grasse saturée
8 g de matière grasse polyinsaturée
9 g de matière grasse mono-insaturée
197 mg de cholestérol
4 g de fibres
618 mg de sodium
3 440 mg d'Oméga-3

1. Mettez l'huile d'olive à chauffer, à feu moyen, dans une grosse casserole. Ajoutez l'oignon et le poivron et laissez revenir jusqu'à ce qu'ils soient tendres mais pas bruns, environ cinq minutes. Ajoutez les tomates, que vous ferez revenir trois minutes, puis les épices, qui devront mijoter une minute.
2. Versez avec précaution le bouillon dans la casserole et amenez le tout à ébullition. Ajoutez le poisson. Quand le mélange recommence à bouillir, mettez sur feu doux. Laissez mijoter jusqu'à ce que le poisson soit cuit, environ trois minutes.
3. Incorporez le tahini, le zeste de citron et la coriandre hachée. Servez chaud.

SALADE PRINTANIÈRE

POUR 2 PERSONNES (2 PORTIONS DE 150 G)

Ingrédients :
450 g de chou vert en fines lamelles
1 oignon jaune de taille moyenne finement haché
20 g d'ail émincé
20 g de gingembre frais pelé et haché
40 g de feuilles de coriandre fraîche hachées
15 ml de sauce soja sans sel
15 ml d'huile d'olive
Sel

Garniture :
Brins de coriandre

Analyse nutritionnelle par portion

128 calories
3 g de protéines
15 g de glucides
7 g de matière grasse totale
1 g de matière grasse saturée
1 g de matière grasse polyinsaturée
5 g de matière grasse mono-insaturée
0 mg de cholestérol
3 g de fibres
290 mg de sodium
10 mg d'Oméga-3

1. Faites chauffer l'huile d'olive dans une grande poêle, feu moyen à fort. Ajoutez l'oignon et laissez revenir jusqu'à ce qu'il soit tendre mais pas coloré, environ deux minutes. Ajoutez l'ail et le gingembre, et laissez revenir une minute de plus. Versez le chou dans la poêle : il doit cuire environ deux minutes jusqu'à ce qu'il devienne tendre.
2. Retirez la poêle du feu. Ajoutez la coriandre et la sauce soja. Mélangez bien. Salez si vous le désirez.

Céréales *Stop the Clock!*

POUR 12 PORTIONS DE 150 G

Ingrédients :
600 g de flocons d'avoine
150 g de son d'avoine
75 g de farine de soja sans sel
75 g d'amandes
75 g de graines de lin moulues
40 g de graines de sésame
75 g de poudre de lait écrémé
190 ml d'eau

Analyse nutritionnelle par portion (si préparées avec de l'eau)

216 calories
10 g de protéines
25 g de glucides
9 g de matière grasse totale
1 g de matière grasse saturée
3 g de matière grasse polyinsaturée
2 g de matière grasse mono-insaturée
1 mg de cholestérol
6 g de fibres
31 mg de sodium
1 020 mg d'Oméga-3

1. Mélangez tous les ingrédients et conservez au freezer dans une boîte hermétique dont vous aurez vidé l'air.
2. Pour préparer une portion : dans une petite casserole, mettez de l'eau à bouillir. Versez-y, en pluie, 75 g de céréales, mélangez et laissez mijoter à feu doux pendant une minute. Couvrez et retirez du feu. Laissez reposer trois minutes. Servez avec des baies fraîches, si vous le souhaitez. (Si vous êtes pressé, mélangez les céréales et l'eau dans un grand bol et faites-le chauffer au four micro-ondes pendant trois minutes.)

TRIO DE POISSONS À L'ÉTOUFFÉE, BÉBÉS ARTICHAUTS ET BOUILLON DE TOMATES PIQUANT

L'étouffée est un ragoût épicé typique de la cuisine cajun. On le confectionne traditionnellement avec des écrevisses et des légumes.

POUR 4 PERSONNES

Ingrédients :

725 g de filets de poisson (saumon, maquereau ou thon), sans arête ni peau, coupés en cubes de 2,5 cm
210 g de cœurs d'artichauts frais, coupés en quartiers, ou 1 paquet de 200 g de cœurs d'artichauts décongelés et coupés en quartiers dans le sens de la longueur
60 g de champignons shiitaké frais équeutés, leurs chapeaux émincés
150 g de tomates hachées ou 250 ml de sauce tomate
250 ml de vin rouge ou d'eau
1 l de bouillon de légumes, de poisson ou de poule, sans sel ni matière grasse
150 g d'oignons jaunes hachés
50 g de poivron rouge haché
40 g de céleri en dés de 1,5 cm
20 g d'ail émincé
40 g de feuilles de persil frais hachées
5 g d'origan frais haché fin ou 1 pincée d'origan sec
15 g de zeste de citron frais
3 g de paprika en poudre (facultatif)
1 petite feuille de laurier
65 ml d'huile d'olive
Sel et poivre

Analyse nutritionnelle par portion

675 calories
50 g de protéines
57 g de glucides
25 g de matière grasse totale
4 g de matière grasse saturée
5 g de matière grasse polyinsaturée
14 g de matière grasse mono-insaturée
77 mg de cholestérol
12 g de fibres
537 mg de sodium
2 240 mg d'Oméga-3

1. Faites chauffer l'huile, à feu moyen, dans un grand faitout, ou une cocotte en fonte. Ajoutez les oignons, le poivron et

le céleri, et laissez cuire jusqu'à ce qu'ils soient tendres. Ajoutez l'ail, les tomates, l'origan et le paprika, si vous en utilisez. Laissez mijoter une minute de plus. Versez le vin ou l'eau et portez à ébullition. Réduisez le feu et laissez mijoter jusqu'à ce que le liquide ait réduit de moitié, environ cinq minutes.

2. Incorporez le bouillon, portez à ébullition, puis laissez mijoter à feu réduit. Ajoutez les cœurs d'artichaut, la feuille de laurier et les champignons, et faites cuire pendant deux minutes. Mettez le poisson dans la cocotte, et tournez doucement, environ quatre minutes, jusqu'à ce qu'il devienne opaque. Incorporez le persil et le zeste de citron. Salez et poivrez. Servez chaud.

SOUPE AUX TOMATES, À L'AVOCAT ET AU CRABE FRAIS

POUR 6 PERSONNES

Ingrédients :
1 l de jus de tomate
20 g de céleri finement haché
10 g d'oignon finement haché
15 ml de jus de citron vert frais
30 ml de sauce Worcestershire
20 g de moutarde de Dijon
20 g de tahini
Sel et poivre

Garniture :
720 g de chair de crabe (ou de homard), ou 4 à 6 grosses crevettes
1 avocat et demi bien mûr
40 g de coriandre fraîche, équeutée et hachée
65 ml de jus de citron vert frais
Quelques morceaux de citron vert
Quelques brins de coriandre fraîche

Analyse nutritionnelle par portion, pour 120 g de chair de crabe

258 calories
28 g de protéines
14 g de glucides
12 g de matière grasse totale
2 g de matière grasse saturée
2 g de matière grasse polyinsaturée
6 g de matière grasse mono-insaturée
80 mg de cholestérol
4 g de fibres
582 mg de sodium
2 090 mg d'Oméga-3

1. Préparation de la soupe : versez le jus de tomate, le céleri, l'oignon, le jus de citron vert, la sauce Worcestershire, la moutarde et le tahini dans un mixer. Mélangez bien. Salez et poivrez. Couvrez et réservez au frais jusqu'à ce que la soupe soit glacée. Vous pouvez aussi la préparer la veille et la laisser au frais.
2. Juste avant de servir, pelez les avocats, retirez leur noyau, coupez-les en morceaux de 1,5 cm. Versez le jus de citron vert dessus et mélangez. Répartissez les morceaux entre six bols préalablement glacés. Ajoutez-y 120 à 180 g de chair de crabe, de homard, ou 4 à 6 grosses crevettes par personne. Versez 250 ml de soupe dans chaque bol. Garnissez de morceaux de citron vert et de brins de coriandre fraîche.

BISQUE DE TOMATES AU GINGEMBRE

La bisque préférée des Américains est rehaussée d'une note de gingembre pour lui donner un goût exotique. Un bol fumant, servi avec du pain croustillant, compose le meilleur des repas rustiques, nourrissant et simple. Le gingembre est également un excellent soutien du confort digestif. Si vous avez la chance de crouler sous les tomates du jardin, n'hésitez pas à cuisiner des litres et des litres de ce potage et à les congeler. Vous serez ravi d'en déguster au cœur de l'hiver.

POUR 4 PERSONNES (4 PORTIONS DE 250 ML)

Ingrédients :

4 tomates de taille moyenne (environ 500 g), pelées, épépinées et coupées grossièrement en morceaux
4 tranches de gingembre frais pelé
20 g d'échalotes émincées
2 gousses d'ail pelées
315 ml de bouillon de poule ou de légumes, sans sel ni matière grasse
125 ml de lait de soja nature
15 ml d'huile d'olive
Sel et poivre

Garniture :

40 g de feuilles de basilic frais, coupées en chiffonnade

Analyse nutritionnelle par portion

95 calories
5 g de protéines
11 g de glucides
4 g de matière grasse totale
1 g ou moins de matière grasse saturée
1 g de matière grasse polyinsaturée
3 g de matière grasse mono-insaturée
0 mg de cholestérol
2 g de fibres
134 mg de sodium
8 mg d'Oméga-3

1. Faites chauffer l'huile d'olive, à feu moyen, dans une grande casserole. Versez-y les échalotes et le gingembre, et laissez revenir environ une minute.
2. Ajoutez l'ail et les tomates, laissez mijoter environ quatre minutes jusqu'à ce que la texture commence à épaissir. Retirez les tranches de gingembre, incorporez le bouillon et portez à ébullition.

3. Transvasez la soupe dans le bol du mixer et mélangez jusqu'à ce que le liquide soit homogène. Remettez dans la casserole, ajoutez le lait de soja et laissez mijoter jusqu'à ce que ce soit chaud. Ne faites pas bouillir le lait de soja, qui caillerait. Salez et poivrez à volonté et garnissez de basilic. Note : La chiffonnade de basilic se réalise en roulant les feuilles dans le sens de la longueur, avant de les couper en fines tranches dans le sens de la largeur.

SALADE DE CRESSON ET D'AMANDES, SAUCE À L'OIGNON RÔTI

Dans cette salade aux multiples textures et saveurs, le petit goût poivré du cresson change agréablement de la laitue. Ajoutez-y des noix, des amandes, des pignons de pin ou des baies fraîches. S'il vous reste de la sauce, c'est tant mieux : elle se conserve au frigo pendant une semaine.

POUR 4 PERSONNES

Salade :
600 g de cresson, lavé et séché
1 pomme rouge de taille moyenne
50 g d'amandes émincées grillées
5 ml de jus de citron vert

Sauce :
1 oignon rouge moyen (225 g environ)
65 ml + 5 ml d'huile d'olive
65 ml de jus de citron vert frais
10 g de moutarde de Dijon
45 ml de vinaigre balsamique
Sel et poivre

Analyse nutritionnelle par portion

105 calories
3 g de protéines
7 g de glucides
8 g de matière grasse totale
1 g de matière grasse saturée
4 g de matière graisse polyinsaturée
3 g de matière graisse mono-insaturée
0 mg de cholestérol
2 g de fibres
33 mg de sodium
34 mg d'Oméga-3

1. Préchauffez le four à 200° C. Pelez l'oignon et coupez-le en huit morceaux. Posez-les sur une feuille de cuisson et badigeonnez-les avec 5 ml d'huile d'olive. Mettez à rôtir pendant quinze minutes. Retournez les morceaux et faites-les cuire jusqu'à ce qu'ils soient caramélisés, environ quinze minutes de plus. Laissez refroidir à l'extérieur du four.
2. Préparez la sauce. Posez l'oignon dans le bol du mixer avec le jus de citron vert, la moutarde et le vinaigre. Mixez jusqu'à l'obtention d'une purée lisse et épaisse. (Ajoutez 15 ml d'eau si le mélange est trop épais.) Versez le reste d'huile d'olive en filet. Salez, poivrez, réservez. Vous disposez d'environ 255 ml de sauce.

3. Préparez la salade : coupez la pomme en deux, dans le sens de la hauteur et retirez-en le cœur. Coupez-la en tranches de 5 mm d'épaisseur. Empilez-les et recoupez-les en tranches plus fines, d'environ 2,5 mm, pour obtenir des bâtonnets de pomme de la taille d'une allumette. Mélangez les bâtonnets avec le jus de citron vert dans une grande jatte. Réservez.
4. Ajoutez à la pomme le cresson et les amandes. Versez environ 45 ml de sauce et mélangez bien. Répartissez la salade en parts égales sur quatre assiettes. Servez immédiatement. Laissez le reste de sauce à disposition.

Annexe

Le soja dans tous ses états : pour et contre

Le soja possède ses fans comme ses détracteurs. De nombreuses études scientifiques ont cherché à en déterminer les dangers potentiels, et particulièrement ceux que comporte la consommation de soja non fermenté. Le risque principal serait lié à la présence d'acide phytique, un acide contenu dans le soja et les graines de céréales et qui freine l'absorption intestinale de minéraux divers dont le calcium, le magnésium, le cuivre, le fer et le zinc. Apparemment, seuls les produits fermentés de soja ne contiennent pas d'acide phytique. Le soja fermenté facilite, par ailleurs, la production d'isoflavones, un membre de la famille des phyto-œstrogènes contenu surtout dans les germes de soja. On mène actuellement des recherches sur les isoflavones pour établir leurs avantages pour la prévention des maladies lorsqu'ils se présentent sous forme de complément alimentaire.

Le processus de fermentation génère aussi des probiotiques, les « bonnes » bactéries qui facilitent le fonctionnement du tube digestif. Ce sont les mêmes probiotiques qui font du yaourt et du kéfir de véritables atouts pour la santé. Il est intéressant de noter que « probiotique » signifie « pro vie » et que « anti-biotique » signifie « anti-vie ». Lorsque cela vous est possible, optez toujours pour ce qui engendre la vie.

Les produits de soja fermenté comprennent :
- le natto,
- le miso,
- le tempeh,
- les sauces soja,
- le tofu fermenté et le lait de soja (s'il est clairement étiqueté ainsi).

Voici la liste des aliments à base de soja; comme pour tous les autres aliments, évitez ceux qui contiennent des additifs chimiques.

- Haricots de soja vert (edamame) : ces grands haricots de soja sont moissonnés lorsqu'ils sont encore verts. Faites-les bouillir dans de l'eau légèrement salée pendant quinze à vingt minutes. Leur goût est un peu sucré. Ils servent d'en-cas comme de légume principal. Ils sont riches en protéines et en fibres, et ne contiennent pas de cholestérol. On trouve l'edamame, écossé ou non, surtout dans les boutiques bio et les épiceries asiatiques.

- Protéine végétale hydrolysée (PVH) : les protéines végétales hydrolysées sont celles que l'on obtient à partir de tous les légumes, dont le soja. La protéine est divisée en acides aminés par un procédé chimique appelé « hydrolyse acide ». Le PVH est un agent de sapidité idéal pour les soupes, les bouillons, les sauces, les mélanges d'épices, les légumes en conserve ou surgelés, les viandes et la volaille. Attention, il peut contenir du MSG (cf. page 205).

- Lécithine : extraite de l'huile de graine de soja, la lécithine sert d'émulsifiant dans l'alimentation industrielle pour des produits riches en graisses et en huiles. Elle facilite également la conservation, l'antioxydation, la cristallisation. On trouve des lécithines en poudre dans les épiceries bios.

- Alternatives de viandes (ersatz de viandes) : les substituts aux viandes, élaborés à partir de graines de soja, contiennent des protéines de soja, ou du tofu, et d'autres ingrédients assemblés pour simuler toutes les familles de viande. D'ordinaire, on peut les accommoder de la même façon que les aliments qu'elles remplacent, mais leur valeur nutritionnelle varie considérablement. Généralement, elles sont moins riches en graisses que les viandes, mais étudiez l'étiquette pour vous en assurer. Les alternatives de viandes élaborées à partir de graines de soja sont d'excellentes sources de protéines, de fer et de vitamines B. Lisez la liste des ingrédients avec attention pour éviter les éléments indésirables : agents conservateurs, sucres, MSG, etc.

- Miso : le miso est un condiment salé qui caractérise l'essence de la cuisine japonaise. Il est composé de graines de soja, d'une graine comparable au riz, de sel et d'une bactérie de moisissure. On le laisse vieillir dans des cuves en cèdre pendant un à trois ans. Le résultat ressemble à une pâte molle qui donne du goût aux soupes, aux sauces, aux marinades et aux pâtés. Il doit être conservé au frais.

- Natto : le natto provient de graines de soja fermentées et cuites. Parce que le processus de fermentation divise les protéines des haricots de soja, le natto est plus digeste que les graines entières. Il est recouvert d'une enveloppe collante et visqueuse et a la texture du fromage. Dans les pays asiatiques, on le sert traditionnellement avec du riz, dans les soupes miso et avec des légumes. Il s'achète dans les magasins asiatiques et les épiceries bio.

– Fromage de soja : le fromage de soja est fabriqué à partir de lait de soja. Sa texture crémeuse en fait un bon substitut de crème fraîche ou de fromage frais aux saveurs multiples. Dans les épiceries bio.

– Fibre de soja : il existe trois types de fibres de soja : l'okara, le son de soja et l'isolat de fibre de soja. Tous ces produits sont de grande qualité et constituent une source bon marché de fibres alimentaires.

– L'okara est un produit dérivé du lait de soja. Cette pulpe contient moins de protéines que les graines de soja entières, mais celles qui subsistent sont d'excellente qualité.

– Le son de soja est élaboré à partir de l'enveloppe extérieure de la graine de soja, qu'on retire pendant le premier traitement. L'enveloppe contient un matériau fibreux qui en est extrait, puis raffiné, pour le transformer en ingrédient alimentaire.

– L'isolat de fibre de soja, dit aussi « fibre de protéine structurée » (FPS), est un isolat de protéine de soja sous une forme fibreuse.

– Farine de soja : elle est produite à partir de graines de soja rôties et moulues en poudre fine. Il existe trois sortes de farines de soja :
  – naturelle ou entière : elle contient les huiles naturelles de la graine de soja,
  – écrémée : l'huile a été retirée pendant la transformation,
  – lécithinée : on y a ajouté de la lécithine.

Toutes les farines de soja ajoutent des protéines aux recettes. Sachez que la farine de soja écrémée est une source de protéines encore plus concentrée que la farine de soja entière. Bien qu'on l'utilise surtout dans l'industrie alimentaire, elle s'achète aussi dans les magasins d'alimentation bio et certains supermarchés. La farine de soja est sans gluten.

- Gruau de soja : le gruau de soja est similaire à la farine de soja, sauf que les graines de soja ont été grillées et cassées en gros morceaux, contrairement à la farine qui se présente sous forme de poudre fine. Le gruau est utilisé comme substitut de farine dans certaines recettes.

- Protéine de soja concentrée : elles proviennent de flocons de soja dégraissé. Elles contiennent environ 70 % de protéines et conservent la plus grande partie des fibres alimentaires de la graine.

- Isolat de protéine de soja : quand les protéines sont retirées des flocons dégraissés, le résultat est l'isolat de protéines de soja, la protéine de soja la plus raffinée. Elle contient 92 % de protéines, soit la plus grande quantité de protéines de tous les dérivés du soja.

- Protéine de soja texturée : on appelle généralement protéine de soja texturée (PST) les produits élaborés à partir de farine texturée de soja, même si le terme peut être appliqué aux concentrés de protéines de soja texturées et aux fibres de soja. La farine de soja texturée est produite en introduisant de la farine de soja dégraissée dans une extrudeuse qui lui donne des formes et des tailles variées. Lorsqu'elle est hydratée, elle prend une texture de chewing-gum. On l'utilise surtout pour augmenter la densité des viandes. Une des marques les plus populaires de PST est commercialisée par la Archer Daniels Midland Company, qui détient les droits de la protéine végétale texturée (PVT). Lisez les ingrédients avec précaution pour vous assurer qu'aucun MSG ou autre ingrédient indésirable n'a été ajouté.

– Sauce soja (tamari, shoyu, teriyaki) : la sauce soja est un liquide brun sombre, élaboré à partir de graines de soja qui ont subi un processus de fermentation. Son goût est salé alors que sa teneur en sodium est plus basse que le sel de table traditionnel. Il existe des types spécifiques de sauces soja : le shoyu, le tamari et le teriyaki. Le shoyu est un mélange de graines de soja et de blé. Le tamari est composé à partir des seules graines de soja. C'est un sous-produit du miso. La sauce teriyaki est plus épaisse que les autres sauces soja et comprend d'autres ingrédients, comme le sucre, le vinaigre et des épices. Achetez toujours des sauces bio, provenant de soja fermenté naturellement et sans additif.

– Yaourt de soja : le yaourt de soja vient du lait de soja. Sa texture crémeuse en fait un substitut facile de crème fraîche et de fromage frais. Prenez du yaourt de soja nature dans les magasins bio et certaines épiceries.

– Graines de soja entières : les graines de soja mûrissent dans la cosse, où elles deviennent dures et sèches. La plupart d'entre elles sont jaunes. Néanmoins, il existe des variétés brunes et noires. Les graines de soja entières (une excellente source de protéines et de fibres alimentaires) sont cuites et utilisées dans les sauces, les ragoûts et les soupes. Lorsqu'on les a préalablement trempées dans de l'eau, on peut les faire rôtir avant de les grignoter. Elles s'achètent dans les épiceries bio et certains supermarchés. Pour afficher le label « graines de soja bio », elles doivent être cultivées sans engrais ni pesticides.

– Lait de soja, boisson au soja : les graines de soja, trempées, égouttées et moulues finement, produisent un fluide appelé lait de graines de soja, qui est un substitut de lait de vache. Le lait de soja nature et sans fortifiant est une source de protéines et de vitamines B de grande qualité. Le lait de soja est généralement vendu dans des briques aseptisées (non réfrigérés, que l'on peut conserver à chaleur ambiante), mais on le trouve aussi au rayon frais des supermarchés. Il est également commercialisé sous forme de poudre qui doit être mélangée à de l'eau.

- Beurre de noix de soja : obtenu à partir de noix de soja rôties entières, qui sont ensuite écrasées et mixées avec de l'huile de soja et d'autres ingrédients. Le beurre de noix de soja possède un léger goût de noisette. Il est beaucoup moins gras que le beurre de cacahuète et procure d'autres avantages nutritionnels. Le beurre de noix de soja se trouve dans quelques supermarchés ou en VPC.

- Noix de soja : les noix de soja rôties sont des graines de soja entières qui ont été trempées dans de l'eau, puis cuites au four jusqu'à ce qu'elles dorent. Leur goût diffère selon les variétés. Riches en protéines et en isoflavones, elles présentent la même texture et la même saveur que les cacahuètes. Dans les magasins bio et en VPC.

- Huile de soja et dérivés : l'huile de soja est naturellement extraite des graines de soja entières. C'est l'huile la plus couramment utilisée aux États-Unis : elle constitue plus de 75 % de la consommation américaine d'huile et de graisses végétale. L'huile vendue sous le nom générique « huile végétale » est généralement composée de 100 % d'huile de soja, ou d'un mélange d'huile de soja et d'autres huiles. Elle est sans cholestérol, riche en matière grasse polyinsaturée et en acides gras essentiels Oméga-6. Notre régime alimentaire comportant beaucoup trop d'Oméga-6 et pas assez d'Oméga-3 je conseille donc d'éviter l'huile de soja et les huiles végétales autres que l'huile d'olive ou de lin.

– Germes de soja : ils ne sont pas aussi populaires que les germes de haricots mungo ou d'alfalfa, pourtant les germes de soja (aussi dénommés germes de graines de soja) contiennent des protéines et de la vitamine C. Ils sont germés de la même façon que les autres graines et haricots. Faites-les cuire rapidement, à feu doux pour éviter qu'ils deviennent trop mous. Vous pouvez les consommer cru, en salade ou dans des soupes, ou les ajouter à des aliments revenus à la poêle ou cuits au four.

– Tempeh : une galette de soja tendre et texturée qui est un aliment indonésien traditionnel. On la fait mariner et griller avant de l'ajouter aux soupes, aux plats au four ou aux ragoûts. Dans les épiceries asiatiques.

– Tofu et dérivés du tofu : connu aussi sous le nom de crème de graines de soja, le tofu ressemble à du fromage. On l'obtient en caillant, avec un coagulant, du lait de soja frais et chaud. C'est un produit neutre qui absorbe facilement le goût des autres ingrédients avec lesquels on le cuisine. Il est riche en protéines, en vitamines B et pauvre en sodium.

– Nappages fouettés à base de soja : les nappages fouettés à base de soja sont similaires aux autres garnitures fouettées non issues de produits laitiers, à une différence près, on utilise de l'huile de soja hydrogénée au lieu d'autres huiles végétales. Or, nous l'avons vu, les produits hydrogénés contiennent de dangereux acides gras trans.

– Yuba : la fine couche qui se forme à la surface de lait de soja chaud pendant qu'il refroidit, récupérée et séchée, forme le yuba, un produit riche en protéines, vendu frais, mi-sec ou sec. On le trouve dans les épiceries asiatiques sous différentes formes et appellations : feuilles de yuba séchées, dites « caillé de graines séchées », « feuilles de graines caillées » ou « peau de graines caillées », ou rouleaux en forme de U, dits « yuba bambou » ou « bâtons de graines caillées ».

• Pour plus d'informations sur le Dr Perricone,
consultez son site Internet :
www.nvperriconemd.com

• Les produits du Dr Nicholas Perricone sont
vendus en France exclusivement chez Sephora.
Liste des magasins : 0 892 70 70 70
(0,34 euros/minute)
Sur Internet : www.sephora.com

...SAGIM-CANALE...

Achevé d'imprimer en mai 2006
sur rotative Variquik
à Courtry (77181)

La traductrice remercie
chaleureusement Nadine Verdier
pour sa relecture attentive
et son expertise.

Imprimé en France

Dépôt légal : mai 2006
N° d'impression : 9406
ISBN : 2-7499-0425-0

L'imprimerie Sagim-Canale est titulaire de la marque
Imprim'vert® 2005